医学とはどのような学問か

医学概論・医学哲学講義

杉岡良彦
SUGIOKA Yoshihiko

春秋社

はじめに

本書は、「医学とはどのような学問か」を考える医学哲学（医学概論）の講義であり入門書です。医学部をはじめ医療系大学の多くでは、一年目に医学概論や医療概論という名の講義が行われます。それらは、ほとんどの場合「医学の入門」を意味していますが、本書では医学概論の創始者である澤瀉久敬《おもだかひさゆき》の考えに倣い、「医学の哲学」としての医学概論を取り上げます。

そもそも、医学哲学というのは多くの人々にとってあまり聞きなれない言葉だと思います。また、医学を勉強するには、科学的に病気を理解し、治療法を理解すればよいのであり、「医学哲学なんて必要ない」と思われる方もたくさんおられるでしょう。しかし、あらゆる学問には前提があります。その前提の上に学問は成立していると考えられます。その前提は通常意識されることはありません。医学哲学はその前提を問います。それは医学という学問の全体像を提示することでもあり、医学の本質を論じることでもあります。医学を理解するには、医学とはどのような前提のもとに成り立っているのかを考えることが必要です。具体的には、本書では、⑴医学の方法論、⑵医学の人間観、⑶医療倫理と医療制度、さらに、⑷医学が追求する「価値」について考えます。

本書全体の構成は、本書の主張を先取りする形になりますが、［図2・3］（二五頁）に基づいています。まず医学哲学とはどのような学問なのかを、第1講と第2講で考えます。そして、医学の科学論（第3講と第4講）、医学の人間観（第5講と第6講）、医療倫理と医療制度（第7講と第8講）、医学の追求する「価値」（第9講と第10講）を論じます。第11講と第12講では研究不正の問題や疑似科学の問題を考え、最後の3講は「補講」であり本書全体の主張の復習と応用に相当します。本書を読んでいただく際には、常に［図2・3］をイメージしていただくと、全体が理解しやすいのではないかと思います。

　本書の基礎となっているのは、二〇一四年に上梓した『哲学としての医学概論――方法論・人間観・スピリチュアリティ』（春秋社）です。これは筆者なりの「医学哲学」を論じたものでした。幸い、この拙著は好意的な評価をいただき、二〇一五年の日本医学哲学倫理学会学会賞、および人体科学会から湯浅泰雄著作賞を受賞することが出来ました。『哲学としての医学概論』は「医学とは何か」という問題を医師や医学生はもちろん、さらに他の専門分野の方々――例えば哲学、神学、宗教学、東洋医学などの専門家――にも考えてもらい、医学という学問を様々な角度から論じ、よりよい医学の在り方を共に考えていただきたいという著者の願いをこめて執筆しました。いうまでもなく、医学には専門的な知識が必要ですし、その実践においては医師免許を取得することが要請されます。しかし、多様な角度・立場から医学を論じるには、詳細な医学知識が必要なのではなく、医学とはそもそもどのような学問であるのかという、医学という学問の全体像あるいはその本質を理解することが必要であると考えられます。医学哲学は医学の前提を問い、医学の全体像あるいは本質を論じる学問であると言えます。

ところで、『哲学としての医学概論』はあくまでも専門書であり、「分量が多い」「読んでも難しい」などの率直な意見をいただくこともありました。そこで、医学哲学をより身近に感じてもらうためにも、医学哲学の入門書が必要だとの思いを強く抱くようになりました。著者は、医学部で「医療概論」の講義を担当しており（二〇一六年まで）、その講義内容が『哲学としての医学概論』には含まれていました。講義では通常、パワーポイントで作成した資料を学生に配布し、そのスライドを画面に映しながら、要点を絞った講義をできるだけわかりやすく行うように努力しました。また、これまでいくつかの講演会、学会発表、雑誌などで、医学哲学の概要を伝える機会をいただきました。

こうした経験や前著出版以降の経緯もふまえ、本書は、講義に参加している気持で、より気軽に読み進めていただくことを目指しています。読みやすさを考え、本書では必要最低限の注と文献にとどめていますので、さらに興味を持たれた方は、『哲学としての医学概論』をぜひ参照してください。そして、医学とはどのような学問であるのか、現代医学の問題点は何であるのか、今後の医学はいかにあるべきかをそれぞれの立場から考察していただければ幸いです。残念ながら、医学部における医学哲学の必要性は理解されづらい状況にありますが（第13講参照）、健康に対する人々の関心の高まりや医療系大学ならびに関連学部が増加している現状を考慮すれば、医学の全体像や本質を理解する必要性はますます高まっていると考えられます。

さて、本書には前書を補う三点があります。一点目は、医療倫理の必要性やその背景にある思想について医学哲学の立場から論じている点です（第7講、第8講）。二点目は、医学の追求する「価値」について論じている点です（第9講、第10講）。三点目は、「補講」としてこれまで発表した拙論三編が含まれている点です（第13―15講）。補講は、本書の内容を再確認していただく「まとめ」の役割を担うと同時に、第1講から第12講までの内容を発展させた議論を展開しています。補講を読んでいただくことで、本書全体の理解がさらに深まることを期待しています。

第13講から15講の初出一覧は次のようになっています（一部加筆、修正を加えました）。

第13講「医学教育における教養教育の意義を考える――医学概論の観点から――」『北海道生命倫理研究』第五号、二〇一七年、一一―二四頁

第14講「孤独に関する医学的研究と人間の孤独性」『医学哲学医学倫理』第三二号、二〇一四年、一一―二一頁

第15講「生物心理社会―スピリチュアルモデルと精神的人格」『医学哲学医学倫理』第三六号、二〇一八年、三二―四一頁

本書あるいは著者の医学哲学の特徴としては、以下の二点を指摘したいと思います。

一点目は、澤瀉の医学概論と柏祐賢の農学原論の二つの学問的系譜を受け継いで医学哲学を展

開しようとしている点です。具体的には医学という学問を「科学論」「人間観」「医療倫理・医療制度」という三つの座標軸に基づいて理解し、さらに医学を、実現すべき価値目標にむけて営まれるダイナミックな学問・実践（柏の第三科学論）と捉えています。

二点目は、澤瀉の医学概論以降の医学の展開・発展を考慮に入れて医学哲学を論じた点です。澤瀉の医学概論が一つの完成を見たのは『医学概論　第三部』が出版された一九六〇年と考えることが出来ます。しかしその後、医学とそれを取り巻く状況は大きく変化しました。例えば、科学論であれば、臨床疫学を方法とするＥＢＭ的思考の導入であり、人間観であれば人間の多元的理解（生物心理社会精神モデル）の展開であり、医療倫理・医療制度への関心の高まりです。

医学哲学（医学概論）はわれわれが当たり前だと考えている医学の前提を見直し、それを問い直すことでよりよい医学を構築しようとする学問です。澤瀉久敬は、この分野は本来医学を身につけた者が発展させるべきであるとも主張しました。しかし、医学はすべての人に関わる学問であり、今後福祉や介護分野をはじめとする多くの学問分野との協力を視野にいれた新たな在り方も求められます。そのためには、医学とはどのような学問か、その本質は何かを考察する医学哲学がますます必要とされるはずです。医学の全体像を三つの座標軸および医学が追求する「価値」という観点から考えることで、医学の全体像や本質についての理解が深まることになれば幸いです。そして、よりよい医学の在り方だけではなく、人間観や死生観、あるいは医療と救済の問題など、種々の問題について様々な立場から論じていただければ幸いです。医学哲学は新たな医学を創造しようとする情熱《パトス》や歓喜を与えるものであると信じています。

少し個人的な話をさせていただけるなら、小生が京都大学農学部の坂本慶一先生による「農学概論」の講義の中で澤瀉先生の「医学概論」を知ってから早三〇年以上、京都府立医科大学を卒業して二〇年以上がたちました。小生の医学哲学（医学概論）研究の歩みは非常に遅々としていることに気づかされます。しかし、それでもその他の研究や臨床あるいは教育に携わりながらもこの分野の研究を続けられてきたのは、常に小生を応援し、励ましてくださった多くの方々のおかげです。ここでは一人一人のお名前を挙げる余裕はありませんが、あらためて深く御礼を申し上げたく思います。マイナーな分野であればこそ、励ましによりその研究が進むことを日々実感し、感謝の思いを強くしています。

今回の出版に関しては前回に引き続き、春秋社編集部長の小林公二氏に大変お世話になりました。また実務に関しては、同編集部・加藤弘朗氏にもお世話になりました。ここに深く感謝申し上げます。

令和元年六月三〇日

杉岡良彦

医学とはどのような学問か　目次

医学とはどのような学問か——医学概論・医学哲学講義

第1講　医学哲学とは　I

——医学の哲学と科学の問題——

1「哲学」と「医学の哲学」

「哲学」という言葉を聞いて、読者の皆さんはどのようなイメージが心に浮かぶでしょうか。医学部で通常講義される「哲学」は、入学後一年目、いわゆる一般教育（教養課程・進学課程）で行われることがほとんどです。医学生の中には、せっかく医学部に入学したのに、なぜ医学とは直接関係がないアリストテレス、プラトン、デカルト、カント、ハイデガーなどを勉強しないといけないのかと、不満に思っている学生が多くいます。あるいはほとんどかもしれません。実際、学生時代を振り返った時に、多くの医師が「哲学」とは「面白くない」講義、「無駄な」講義の代表だと考えているかもしれません。

しかし、本書で紹介するのは、医師の記憶にあるあの「哲学」[注]ではなく、「医学の哲学」（philosophy of medicine）です。この学問は、医学との関係が強いとは言えない様々な哲学者の学説を論じるのではなく、「医学」そのものを哲学することを目指します。

注　もちろん、筆者は医学部一般教育の哲学を非常に重要であると考えています。この点に関しては、第13講をご参照ください。

さて、いったい「医学を哲学する」とは何を意味しているのでしょうか。医学の哲学としての「医学概論」という学問を日本で創設したのは、澤瀉久敬《おもだかひさゆき》（1904–1995）という哲学者でした。澤瀉はもともと当時の京都帝国大学文学部哲学科の出身で同大学の文学部講師としてフランス哲学、特にベルクソン（1859–1941）という哲学者の研究していたのですが、昭和十六年、いきなり大阪帝国大学医学部から「医学概論」という講義を医学部で開講するから講師として来るようにと招聘されました。本当にこれは澤瀉にとっても驚きであり、迷惑でさえあったと、彼はのちに回想しています（澤瀉 1981, 二一四頁）。澤瀉の目指した医学概論は、「医学を反省することによって、より良い医学を創造するための学問」と定義できます。言い換えれば、医学を批判（反省）することであり、医学そのものがどのような「前提」や「考え方」に基づいて構成されているのかを明確にし、さらにより良い医学をつくり上げるための新たな枠組みを提示することです。

一体、医学とはどのような学問でしょうか。奇妙なことに、医学部では解剖学、病態生理学、衛生学、内科学、外科学、産婦人科学など、基礎医学、社会医学、臨床医学（通常、医学という学問は大きくこの三つ――基礎医学、社会医学、臨床医学――に分類されます）を網羅する多くの科目を勉強しても、そもそも「医学とはどのような学問か」を学ぶ機会がほぼ皆無なのです。これは医学教育の大きな問題だと思います。二〇一九年四月現在、日本には八十一の医学部があります。そして「医学概論」「医療概論」などの講義がほとんどの医学部で行われています。しかし、それらの大多数が「医学の入門」(introduction to medicine) であって、「医学の哲学」(philosophy of medicine) ではないのです。

本書では、「医学の哲学」を論じます。これは、現代医学の様々な分野の概要を紹介する医学入門ではなく、医学が依拠する前提とその全体像を論じます。この作業を通じて、果たして医学は今のようなあり方でよいのか、現代医学の何が問題なのかを読者の皆さんに考えていただきたいと思います。ですから、医学哲学は、医師をはじめとする医療者だけではなく、医療を受けるすべての人々にとっても重要な学問なのです。澤瀉は、医学概論の使命として、以下の三点を挙げています（澤瀉 1981, 二四–二〇頁）

(1) 医学概論は学問の立場において必要である：科学的医学の分散性に対して、哲学的求心的な反省的統一が必要である。

(2) 医学概論は医学教育の立場において必要である：医学の本質を知る事こそ医師・医学者たろうとする者には欠く事の出来ぬ根本問題である。医学の本質を知る事は医学の限界を知る事であり、それは医学そのものの正しい進歩のために必要である。

(3) 医学概論は国民的見地から必要である：医学概論とは医学や医療はいかにあるべきかを根本的に考究しようとするものであり、それは医学や医療の現状に満足せず、よりよいものを作ろうとするものである。つまり、医学概論とは単に学問の問題ではなく、国民全体の福祉に直結する最も生々しい課題なのである。

以下では、まず医学哲学を考えるにおいて、哲学とはどのような学問か、また科学とはどのような学問かを概観します。

2 哲学と科学

哲学（philosophy）は、sophia（知）を philein（愛する）というギリシャ語に由来します。つまり「知識を愛する」という意味です。澤瀉は、哲学とは「あらゆるものを徹底的に知り抜こうとするもの」（澤瀉 1967, 一〇頁）とし、「どんな事項でも一応疑ってみることが哲学には必要」「自分でもう一度考え直してみる。それが哲学的態度です」（同一一頁）と述べます。つまり哲学では「徹底的に考える・思索する態度」「懐疑的精神」が必要であるのです。澤瀉は、哲学を科学と比較しながら以下のように論じています（同、一二八–一二九頁）。まず、哲学と科学は、その「対象」「方法」「存在理由」において異なっているとし、「哲学の対象は「存在の全体」であるのに対して、科学の対象は「存在の一部」です。それは別の言い方をしますと、哲学は存在の本質を問題とするのに対して、科学は存在の現れつまり現象だけがその研究の対象です。（中略）哲学固有の対象は精神で、科学のそれは物質です」（同、一二八頁）と述べます。

次に、方法に関しては「哲学は存在を内から見るもので、そこからして哲学の方法は、「反省」と「直観」ということになります。これに対して、科学の方法は「観察および実験」と「分析」ですが、それは、哲学がものを内から知ろうとするのに対して科学は外から眺める立場であるからなのです」（同、一二八頁）と説明します。

最後に、存在理由に関しては、「哲学は純粋にものを知るための学問であるのに対して、科学は私たちの生活を一層豊かにするための学問なのです」（同、一二八頁）と、その違いを明確にしています。そして哲学と科学という二種類の学問がどちらも必要なのであり、それらが「相補って完全な学問になる」（同、一二九頁）のだと述べています。哲学と科学は、人間がものを知る二つの異なる認識方法であり、それらは相補的な関係にあるのです。

また、デカルト（Descartes, R. 1596–1650）による「学問の樹」の比喩を理解しておくことも医学哲学を考えるにおいて重要でしょう。デカルトは「哲学全体が一本の樹のようなもので、その根は形而上学、幹は物理学、この幹から出る枝は他のすべての諸学で、これは大別して三つの主要な学、すなわち医学、力学および道徳学にまとめられます」（デカルト 1974, 二二六頁）と述べています。デカルトが生きていた当時、哲学は現在の自然科学を含む、いわば「学問」といえるものでした。デカルトの物理学は今日の科学に当たると言えます。デカルトのこの「学問の樹」は、幹である科学の根っこ（根底）に、形而上学つまり哲学があること、また医学が哲学や科学を基礎としていることをわかりやすく示してくれています。

3 「科学」を考える

さて、医学が医学であるためには、医学が「科学」であることが前提（あるいは必要）だと皆さんは考えると思います。そして、「科学的根拠」（evidence）は日常診療の中でも常に医師が意識する概念です。しかし、そもそも科学とは何でしょうか。どのような特徴を持つのでしょうか。以下では、その歴史的観点と、知識としての観点（認識論的観点）から科学を考えてみたいと思います。

3.1 歴史的視点――科学VS宗教?――

科学の歴史を振り返るとき、ガリレオの宗教裁判を思い浮かべる方も多いかもしれません。彼は科学的観測に基づき、それまでの天動説に対して、地動説を唱えました。天動説は、聖書解釈に合致（例えば、旧約聖書詩篇93：1「世界は固く据えられ、決して揺らぐことがない」）するだけではなく、東から太陽が昇り西に沈むというわれわれの常識とも合致しており、当時強く信じられていたわけですが、科学的探究はそれに異を唱えたのです。宗教裁判の際に「それでも地球は動く」とつぶやいたとされるガリレオのフレーズは、権威や常識に立ち向かう科学者の勇ましい態度と結びついて、多くの人々がある種の感動をもって覚えている言葉だといえるでしょう。こうした宗教裁判が紹介される背後にあるのは、宗教と科学の「対立図式」ですが、実際はそのような単純な構図で理解できる問題ではなく、現在ではこうした考えは広く支持されているとは言えません（詳細は、芦名 2007, マクグラス 2009; 2012 を参照）。

二つの書物という表現があります。これは、この世界を創った神が二つの書物を書いたという考えであり、一つは「聖書」、一つは「宇宙（あるいは自然）」です。聖書を理解するためには、聖書が書かれた言葉を理解しなければなりません。一方、宇宙は「数学という言葉」で書かれていると考えられていました。これを支えたのはネオプラトニズムという考えです。渡辺正雄は、「宇宙を数学的に読み取るべきであるという考え方は、実はギリシャ時代のピタゴラスやプラトンの思想に由来しており、その思想と中世初期のキリスト教とが結び付いて生まれたものである」（渡辺 1987, 二二頁）と、この点をわかりやすく説明しています。近代科学の創始者たち、ケプラー、ガリレオ、ニュートンなどは、キリスト教とネオプラトニズムの思想に支えられていました。そして、「宇宙の秩序を美しい数式で記述することは、神の御業のすばらしさを証することである」という情熱が、一連の科学（天文学）研究を導いていたと、渡辺は指摘しています。

ここで強調したいのは、そもそも「科学」が一枚岩ではなく、そこには思想的・哲学的な「何らかの前提」があるということです。上記の例では、「宇宙が数学という言葉で書かれている」というネオプラトニズムの前提であり、「神が創った宇宙には法則があるはずだ」というキリスト教に由来する前提です。こうした前提は、科学そのものから生じてくるものではなく、思想あるいは哲学に由来します。もちろん、科学の発達とともに、その「前提」も変化してきます。村上陽一郎は、かつて知識が「神—自然—人間」という文脈で位置づけられていたが、18世紀以降、神がこの文脈から棚上げされ、「自然—人間」という文脈に変化したことを指摘します（村上 1976, 二二一–二二五頁）。その後の科学は、近代物理学に代表されるように、あくまでも自然現象の背後に物質の働きがあるという立場に基づくとすれば、かつての「神—自然—人間」という文脈ではなく、「物質—自然—人間」という文脈でわれわれの知識は位置づけられてきたともいえます。この立場を明確にしているのがいわゆる「唯物論」（materialism）です。

ところで科学者は、科学の前提そのものを論じることはあまりありません。それは科学者本来の仕事ではありません。科学哲学者であるトーマス・クーンが『科学革命の構造』の中で主張したように、科学者はパラダイムの下で仕事をするのです。そのパラダイムとは「一般に認められた科学的業績で、一時期の間、専門家に対して問い方や答え方のモデルを与える」ものです。そして、偉大な科学的発見は、この従来のパラダイムを転換し、科学者のそれまでの見方に変更を迫ることがあります。パラダイム（科学者が意識するしないにかかわらず前提としている考えの枠組み）は変化します。この点で科学はダイナミックな営みです。

医学も科学であるとすれば、医学にも前提があるはずです。それは医療者が共有しているパラダイムです。医療者は――多くの場合には自覚せずに――そのパラダイムの中で思考し、臨床をし、研究をしているわけです。しかし、いったい医学の前提（パラダイム）はどのようなものかということは、通常問われることはあまりありません。この前提を問うのが「医学哲学」なのです。

3．2　認識論的視点

科学を考えるうえで歴史的視点と並んで重要であると思われるのが、認識論的視点です。これに関して、すでに澤瀉による哲学と科学という学問の特徴を示しましたが、再度この問題に関して、ベルクソンの著書（ベルクソン 1969）から引用します。フランスの哲学者ベルクソンによれば、われわれがものを知る方法には二つの方法があると指摘しました［表１］。一つは哲学的方法であり、もう一つが科学的方法です。哲学的方法は「言葉をもって表現しえないものと合一するために、対象の内部へ自己を移そうとするための共感 sympathie」を意味しており、ベルクソ

		方法	対象	存在理由
認識方法	哲学	直観 共感	持続・意識・生命	知るために知る （実在認識）
	科学	分析 （記号的認識）	物質 （生命現象）	対象に対する働きかけ （支配）

表１　**人間の二種類の認識方法**——哲学と科学
哲学と科学は対立する方法ではなく、相補的関係にある。
出典：杉岡『哲学としての医学概論』105頁

ンはこれを「直観」（intuition）と呼びました。科学的方法は「対象を既知の要素、言いかえると他のもろもろの対象とも共通な要素へ還元する操作」即ち「分析」という方法であるとします。

こうした二つの方法は、その対象も異なります。哲学的方法は、意識や生命を対象とし、科学的方法は物質（生命現象）を対象とします。また、哲学的方法は純粋に知ることを目的としますが、科学的方法は分析を通じて対象に働きかけること（支配）をその本来の目的とするとされます。これは非常にわかりやすい考え方ではないかと思います。つまり、疾患の分子メカニズムを明らかにすることによって、それに対する働きかけが可能となります。例えば、二〇一八年ノーベル生理学・医学賞を受賞した本庶佑の大きな業績は、免疫細胞のＴ細胞表面にあるＰＤ－１という免疫機能を抑制するタンパク質を見つけたことでした。通常、免疫細胞は、がん細胞などの異質な細胞を攻撃し、死滅させます。一方で、免疫の働きが強すぎるとアレルギー反応を起こしてしまうため、生体には免疫機能のブレーキも必要となります。一方で、がん細胞表面にＰＤ－Ｌ１という分子が出現すると、この分子とＴ

細胞のＰＤ－１が結合し、Ｔ細胞の働きを抑制します。すると、がん細胞は免疫細胞の攻撃を免れ、ますます増殖します。ニボルマブ（商品名オプジーボ）という抗がん剤は、このＴ細胞の表面にあるＰＤ－１とがん細胞の表面にあるＰＤ－Ｌ１の結合を阻害する薬剤です。このことにより、Ｔ細胞の機能は抑制を受けず、がんを攻撃することが出来ます。このように疾患のメカニズムを分子レベルで解明することで新たな治療法・薬剤の開発が可能となるのです。

ただし、ここであらためて確認したいのは人間がものを知る方法は科学的方法（分析）だけではないという点です。ベルクソンの言葉を借りれば、共感や直観といわれる方法もあります。科学的方法（分析）だけが唯一の認識方法だと考えると、いわゆる「科学主義」に陥る可能性があります。科学主義とは、「科学が唯一の認識方法であり、科学的に証明されないものは存在しない、あるいは科学で正しいと認められるもの以外は真実ではないという信念」とここでは理解しておきます。科学は医学にとって非常に大切ですが、そもそも医学は人を対象とする学問である以上、そして人間は単なる物質（分子）の集合ではない以上（この点に関しては第4講と5講で解説します）、医療者には、患者さんを科学的方法以外からも理解する能力、つまり「共感」や「直観」という能力も求められることになります。最近の医療では「患者医療者関係」におけるコミュニケーション能力が重要とされています。実際、医学教育の中で、こうしたコミュニケーションに関する講義が必須になりました（第13講も参照）。

3．3　集団的知識

科学の特徴として、科学者達がその知識を共有しているという事実も大切です。科学者の一人だけがある学説を提案し、それを正しいと主張しても、それは科学的知識として認められません。科学の世界では、その主張が追試験され、結果の正しさが再確認され、広く科学者の間で共有されることが必要です。こうしたプロセスを経て、ようやくある主張が科学的に正しいと認められます。

もちろん、どのような科学的主張も、最初は科学的仮説にとどまります。先に述べたように、地動説も、アインシュタインの一般相対性理論も、その仮説に基づいて観察（実験）が行われ、その説の正しさが証明されました。最初はあくまでも仮説や異端であったわけです。このことを強調するのは、今後新たな主張がされたとき、われわれは謙虚にその主張を科学的に検証する必要があると考えられるからです。一方で、現代の科学的観察（実験）レベルで明らかに間違いであることが論証される主張、追試実験でその事実が確認されない主張は、間違いであるとみなされてよいでしょう。

以上、医学は科学であるという事実から、⑴ 科学の誕生の歴史的・思想的背景、⑵ われわれがものを知るという認識論的点から、科学的方法の他に、哲学的方法（共感・直観）があること、さらに、⑶ 科学的知識とは集団的知識であることを論じました。次回は、医学という学問を理解するには、どのような枠組みで理解すればよいのか、その全体像を考えたいと思います。

引用文献・参考文献

『哲学としての医学概論　方法論・人間観・スピリチュアリティ』
　該当章　第1章、第2章、第4章
芦名定道（2007）『自然神学再考——近代世界とキリスト教——』晃洋書房
澤瀉久敬（1967）『哲学と科学』日本放送出版協会
クーン T．H．（1971）『科学革命の構造』中山茂訳、みすず書房
デカルト R．（1974）「哲学の原理」『世界の大思想21　デカルト』河出書房新社
ベルクソン H．（1969）「形而上学入門」坂田徳男訳、『世界の名著64　ベルクソン』中央公論社
マクグラス A．（2009）『科学と宗教』稲垣久和訳、教文館
マクグラス A．（2012）『神は妄想か』杉岡良彦訳、教文館
村上陽一郎（1976）『近代科学と聖俗革命』新曜社
渡邉勝之編著（2017）『医療原論　第2版　いのち・自然治癒力』医歯薬出版株式会社
（特に東洋医学の立場から医学哲学を論じており、医学・医療の在り方を考える新たな視点を提供してくれます。）
渡辺正雄（1987）『科学者とキリスト教』講談社ブルーバックス

第2講　医学哲学とはⅡ

——医学哲学と農学原論の比較を通じて医学の全体像を問う——

第1講では、医学哲学とは「医学を反省することによって、より良い医学を創造するための学問」であること、言い換えれば、医学を批判することであり、医学そのものがどのような「前提」や「考え方」に基づいて構成されているのかを明確にし、さらにより良い医学をつくり上げるための新たな枠組み（概念枠）を提示することであると学びました。第2講では、医学という学問の全体像を筆者なりに提示してみたいと思います。そのために、参考になるのが「農学原論」という学問です。なぜ農学原論を取り上げるのか。それはこの学問が医学哲学とその使命を共有していることが大きな理由です。

1　農学原論と第三科学論

農学原論という言葉を初めて聞く方は多いと思います。日本では一九五二年に、京都大学農学部に「農学原論講座」が開設されました。農学原論講座の初代教授は柏祐賢（1907–2007）です。農学原論はドイツ語で Philosophie der Landwirtschaftslehre、直訳すると「農学の哲学」となります。実は、医学と農学は非常に似た特徴をもつ学問です。近代科学の歴史を考えると、最初はケプラー、ガリレオ、ニュートンに代表されるような天文学・物理学から科学は始まりました。その後、化学そして生物学が展開されていきます。こうした学問のほとんどは、現在では主として理学部の中に含まれます。そして、これらの学問は「自然科学」とも呼ばれます。それに対して、いわゆる、哲学や歴史学、宗教学などは「人文科学」とよばれ、さらに経済学や社会学などは「社会科学」と呼ばれます。後者二つは、自然科学に対して「人文社会科学」とまとめて表現される場合もあります。

　ところが、農学も医学も、これらのどの学問分野にも分類されません。かつては、農学も医学も、農業や医療という実践のための知識（実学）であるとして、学問としてあまり高く評価されてこなかったようです。このことは、基本的に貴族は実践つまり労働を行わないという古代ヨーロッパの伝統を反映しているのでしょう。農学や医学、あるいは工学を含め、これらの学問は、自然科学や人文社会科学の応用であり（いわゆる応用科学 applied science）、応用科学は真の科学の名に値しないとの考えが根強くありました（柏 1987、二三二頁）。そこで、農学原論講座の教授であった柏祐賢は、農学はどのような意味で科学であるのかを明らかにしようとしたのです。結論を述べると、農学をはじめとするいわゆる応用科学は、科学としての二つの独自の特徴をもつことを明らかにしました。一点目は、応用科学が特定の解決すべき目標・目的を設定する点、二点目は、応用科学が独自の方法論を有する点です。前者に関して、農学であれば「持続可能で環境に配慮した、より高い農業生産をいかに実現するか」、医学であれば「いかにして病気を治療し、予防し、さらに人々の健康を増進するか」という現実的な目標設定を行います。柏はこの応用科学の特徴について「より高い価値を実現するというところに、その本領があるのである。しかしてその意味において、目的的 purposive であり、未来的、展望的 prospective であり、さらに計画構想的 projective であるという特異な面を有しているのである」（柏 1962, 三七〇頁）と述べています。後者の独自の方法論に関しては、「研究対象である現実を、価値の将来的実現という目標に結びつけてみるのであり、また目的、手段の関係においてみるのである」（同、三六七頁）と説明しています。つまり、応用科学は、設定した目的を実現するために、自然科学や人文社会科学の

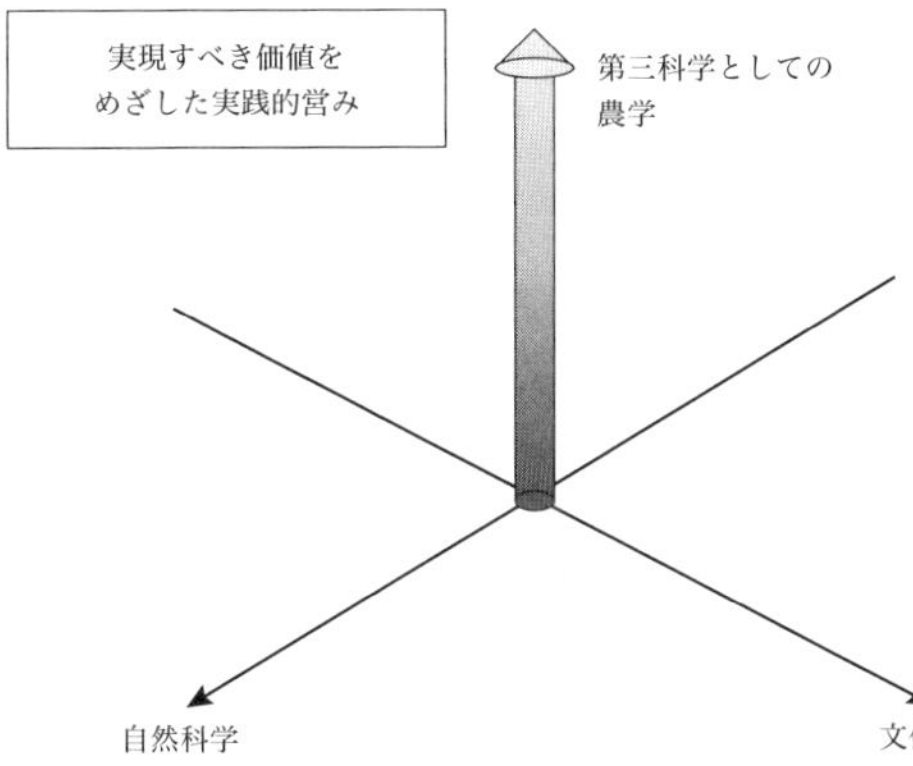

図２・１　**柏祐賢の第三科学論のイメージ**
出典：杉岡『哲学としての医学概論』75頁

知識を踏まえながら、試験を繰り返し、理想的なモデル（治療法）をつくり上げようとします。第1講で、T細胞表面にあるPD－1という分子の発見について触れました。医学研究は、PD－1の機能という「現実」をがんの治療という「目的」「価値」を実現するための「手段」とみなします。そして、抗がん剤治療の開発につなげます。これまで自然科学や人文社会科学の応用に過ぎないとされていた「応用科学」を柏は、「第三の科学」と表現しました（同、三八〇頁）。のちに、柏久は柏祐賢によって明らかにされたこの第三の科学に関する論考を「第三科学論」と名づけ、柏祐賢のユニークな科学論の意義をあらためて明確にしました（柏久 1989）。第三科学論のイメージを図解するならば［図2・1］のように描けるかと思います。

2　澤瀉久敬の医学概論

一方で、医学概論（philosophy of medicine：医学哲学）の創始者の澤瀉は、医学概論をどのように構築したのでしょうか。彼の『医学概論』という著書は、「科学論」「生命論」「医学論」の三つ（三冊）から構成されます。具体的には『医学概論　第一部　科学について』（一九四五年）、『医学概論　第二部　生命について』（一九四九年）、『医学概論　第三部　医学について』（一九六〇年）です。この三つから医学概論を構成した理由に関しては、「医学は科学となる事によってはじめて確固たる学問になるとすれば、その科学というものを正しく理解し、それを身につける事こそ医学と医療を学ぶものにとって、先ず第一に必要」（澤瀉 1981, 二五三―二五四頁）であるから「科学論」が必要であると考えました。次に、「医学は生命を対象とする学問である。とするならば医学概論は生命とは何かについても考察しなければならない。（中略）元来、医学の対象は生物学的人間だけではなく、生、老、病、死に悩む人間こそ医学の対象である。従って生命とは何かということは単に科学的にだけではなく、哲学的全体的に明らかにしなければならないのである」（同、二五四頁）との理由から生命論が必要であると考えました。

以上のように科学についての反省、生命についての反省を経て、医学概論の本来の使命である医学論を形成しました。医学論の中で医学とは単なる理論、基礎研究でなくその応用こそ本質であるとし、医学は本来「医術」であるべきだと述べています（澤瀉『第三部』1960, 五頁）。しかしその術は、自然に働きかける術ではなく、人間が人間に対して働きかける術、即ち「他人を自主性と自由を持つ人格者として取り扱い、行為する事である」という意味で「仁術」であると指摘しています（同、五頁）。さらに、そのように人間を対象とするゆえに「医学は道徳的な人類愛と、宗教的な慈悲或いは救いの観念なくしては正しくは成立しないのである」（同、五頁）と述べ、こうした態度を医道というなら「医道なくしては医学は無用有害な術と化する恐れをもつ」（同、五頁）と、医学における医道の必要性を訴えました。このようにして、「医学を、学、術、道の三つを含むもの」として澤瀉は理解します。よって、医師あるいは医療者に求められるのは、

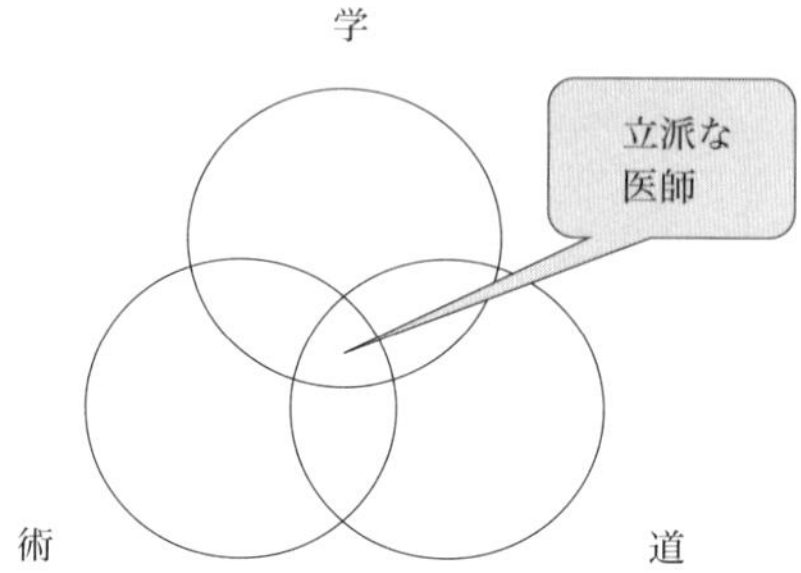

図２・２　**医師として要求される三つの要素**

「医学知識」「医療技術」、さらに「医道」つまり「倫理観」を身につけることです。立派な医師・医療者とは、このような三つの要素を兼ね備えた専門家であるといえます〔図２・２〕。

また澤瀉は、病気中心の消極的な過去の医学に対して積極的な健康建設こそ将来の医学の使命であるとし、「治療医学」「予防医学」の他に「健康の医学」が必要であると指摘しました（同、一一頁）。以上より、狭義の医学概論である医学論の課題に関して、「健康とは何か、そうしてその健康はどのようにして保持、増進されるか、及び病気とは何か、その病気はいかにして治療、予防されるかということこそ医学論が考究しなければならぬ問題である」（同、一二頁）と、その課題を明確にしています。

また、医学論において澤瀉が特に主張しようとした点は、次の三点であったといいます。「一つは、医学は単に自然科学なのではなく、社会科学でもあるということ。一つは医学は病気に関する学問であるだけではなく、健康に関する学であり、術であるということ、いま一つは、西洋医学だけが医学なのではなく、東洋医学もまた医学であるということであった」（澤瀉 1981, 二五七頁）。

医学概論が構築された昭和十年代から三十年代は、今日以上に西洋医学こそが医学であると考えられていた時代でした。澤瀉はその後の著書の中で、当時を振り返り、以下のように述べています。

「医学は自然科学の一種であり、医学は病気の治療と予防の学であり、近代西洋医学だけが学問の名に値する医学であるというのが一般の考えであった。そのようないわば暗黙の了解のもとにあった医学に対し、現実の医学を眺めつつ、医学の本質は何であるかを追求して上述の三点を医学のあるべき姿として浮かび上がらせたところに、医学の哲学の存在意義があるのである」（同、二五八頁）。

以上、柏祐賢の「農学原論」と澤瀉久敬の「医学概論」を紹介しました。これを基に、医学がどのような学問であるのか、その全体像をあらためて考えてみたいと思います。

3　医学の全体像

あらためて、医学とはどのような学問でしょうか。まず、「医学は科学である」ことは疑うことのない事実ですが、その場合に物理学や生物学といった、いわゆる自然科学と医学は同じではありません。医学には、医療経済学や医療人類学という学問もあるように、いわゆる人文社会科学系の学問も重要です。これは、柏祐賢の『農学原論』が示した通りです。では、自然科学と人文社会科学の両方を包含すれば、医学という学問の全体像は理解できるでしょうか。医学は人間を対象とします。ですから、人間をどのように考えるのかという、いわゆる「人間観」の問題が医学でも非常に重要になってきます。澤瀉はこの問題を『医学概論　第二部』で「生命論」として論じました。さらに、医学部を理学部や文学部と比べると明らかなように、医学はただ単に知識を求め、それで満足する学問ではありません。医学には実践が不可欠であり、その実践のためには国家資格（医師免許）が必要とされます。そして人を対象とし、人に働きかけるがゆえに、その行為は倫理的であることが要請されます。さらに、「病気の治療・予防・健康増進」などの目的を設定して、それを実現するように営まれる学問が医学です。

繰り返しますが、医学は単なる自然科学や人文社会科学の応用ではなく、「科学」（自然科学・人文科学などの諸科学）と人間をどのように理解するのかという「人間観」を土台としながら、

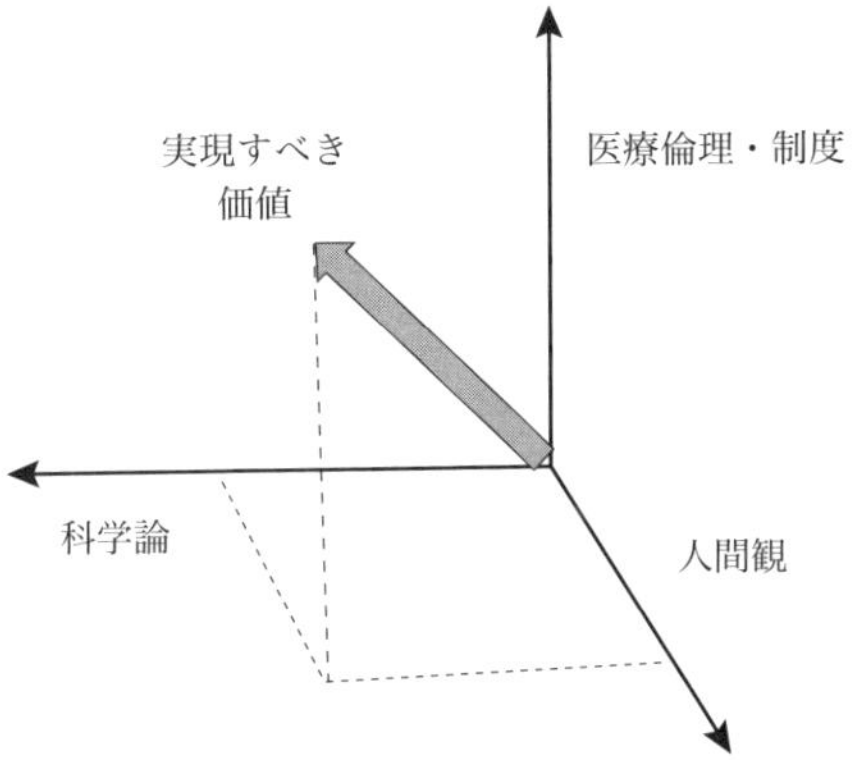

図２・３　**医学の全体像**

医学の実践あるいは「医療」は、「医療倫理と医療制度」という座標軸にも規定されます。さらに、医学は実現すべき「価値」を目指して行われる実践的営み（実学）なのです。よって医学という学問さらに実践を考慮した全体像は例えば〔図２・３〕のように示せるのではないかと考えられます。そして非常に興味深いことに、科学、人間観、医療倫理や制度、さらに追及する価値も時代とともに変化します。医学という学問はこのように立体的かつダイナミックな学問として理解できるのです。

今回は、農学の哲学である農学原論と澤瀉の医学概論を比較しながら、医学という学問の全体像を考えてみました。医学を理解する全体的な枠組みは、⑴医学の「科学論」であり、⑵医学の「人間観」であり、⑶医療倫理と医療制度です。さらに、柏が論じたように、医学も実現すべき目的・価値を追及する科学であるとするならば、⑷医学が追求する「目的」あるいは「価値」そのものが、批判的に検討される必要があります。果たして医学は、病気の予防や治療を目的とすると簡単に言ってしまってよいのでしょうか。やや結論を先取りするなら、分子生物学やそれと結びついたバイオテクノロジーの進歩、そしてこれらの科学技術や医療の進歩に触発される形で、再び「生きるとは何か」「死とは何か」「人間（人格）の尊厳とは何か」という問題が、医療の中で問われてきているのです。

医学は、実践的学問（実学あるいは第三科学）であり、上記の四つの課題と常に関わり変化し続けるダイナミックな学問であることを理解していただければ幸いです。以下、本書では、この医学の全体像［図2・3］の理解に基づいて話を進めます。次回は、医学の一つの座標軸である医学の「科学」について考えます。つまり、現代医学の方法論にあたる科学は具体的にどのような内容であり、その方法論は医学と人間にとってどのような意義を有するのかを考えてみたいと思います。

引用文献・参考文献

『哲学としての医学概論　方法論・人間観・スピリチュアリティ』
該当章　第1章、第2章、第3章
澤瀉久敬（1945, 1960）『医学概論　第一部　科学について』誠信書房

澤瀉久敬（1949, 1960）『医学概論　第二部　生命について』誠信書房
澤瀉久敬（1960）『医学概論　第三部　医学について』誠信書房
澤瀉久敬（1981）『医学の哲学』（増補版）誠信書房
柏祐賢（1962）『農学原論』養賢堂
柏祐賢（1987）『農学のゆくえ』柏祐賢著作集11　京都産業大学出版会
柏久（1989）「第三農学としての農学と農学原論」『京都産業大学国土利用開発研究所紀要』第９号、一一―二二頁

第3講　医学の科学論　Ⅰ

――分子生物学と臨床疫学／ＥＢＭ――

今回（第3講）と次回（第4講）では、医学の一つの座標軸〔図2・3参照〕である医学の「科学論」について考えます。特に、現代医学の主要な方法論である分子生物学の考え方、また臨床疫学／ＥＢＭを取り上げます。

1　医師の権威づけとしての学問？

医学概論（医学哲学）の創始者である澤瀉久敬の弟子に、医師である中川米造（1926-1997）がいます。[注] 彼は著書の中で「古典的にはプロフェッシオンとよばれる職業は医師と、法律家と聖職者の三つだけであったが、いずれも中身がわからない職業であるうえに、質の悪いサービスをうけると重大な結果をまねくおそれのあるもの」（中川 1988, 五〇-五一頁）と述べ、それゆえに何らかの資格認定が必要であったと指摘しています。実際、一二世紀ごろからヨーロッパに大学が設けられましたが、そこで教えられていた医学の内容は、「重点は文法、修辞学、弁証学、幾何学、天文学、算術、音楽などいわゆる教養科目で、それを終えた学生は医学の古典についての講義を聞くだけで、診療の実習などはまったくなかった」（同、四九頁）と説明しています。今は専門医を目指す医師が多いですが、かつては医学博士を取得していると患者さんからの信頼が高かったようです。ちなみに知り合いの某医師はやや自虐的に、「自分は生理学教室でマウスの神経ばかり研究したけど、ネズミ博士ではなくて医学博士です」と笑っておられました。こうした医学教育の歴史的経緯、また博士号は必ずしも臨床能力の高さと比例しない点を考慮するとしても、医学の進歩を促してきたのはやはり科学です。特に現在の医学を考えるときに、分子生物学を無視することはできません。

注　中川の医学概論の入門書としては『学問の生命』があります。また、中川の下で学んだ佐藤純一による「近代医学・近代医療とは何か」（『思想としての「医学概論」』所収）では、澤瀉の医学概論や中川の澤瀉医学概論に対する評価などにも言及されており、医学概論の歴史的流れを概観できます。

2　人体の構造と機能

医学部に入学して、まず大きなイベントは人体解剖学実習であるといえるでしょう。人体解剖学実習を通じてわれわれは、徹底して人体の構造を理解します。具体的には以下のように人体の構造を考えます。

人体↓系↓臓器↓組織↓細胞↓分子・ＤＮＡ　……（Ｉ）

人間は、消化器系、循環器系、呼吸器系、免疫系、神経系など、様々な系（system）から構成されています。さらにこの系は、たとえば消化器系であれば、食道、胃、十二指腸、小腸、大腸などの臓器（organ）から構成されます。さらに胃という臓器は、粘膜組織、結合組織、筋組織などの組織（tissue）から構成され、組織は細胞（cell）から構成され、細胞は分子（molecule）・ＤＮＡから構成されます。ＤＮＡ（deoxyribonucleic acid：デオキシリボ核酸）のうち、ある特定のタンパク質をコードする部分は遺伝子と呼ばれます。

この人体の構造に基づいて、われわれは様々な機能を理解します。例えば、胃では胃酸が分泌されます。胃酸はｐＨ《ペーハー》が1－2という非常に強い酸ですが、口から入った食べ物を殺菌し、消化酵素を活性化（タンパク質を分解する酵素であるペプシノーゲンを活性型のペプシンに変える）という働き（機能）を持っています。胃酸が分泌されるのは、胃粘膜にある壁細胞で胃酸が作られるからです。言い換えるなら、壁細胞という構造があるから殺菌やペプシノーゲンの活性化という機能が可能となるのです。

このように、「構造（解剖）と機能（生理）」という観点で、医学は人間を理解します。また、良く知られているように、近代医学の発展を準備した人物として、解剖学者のヴェサリウス（Vesalius, A. 1514–1564）や生理学者（血液循環説）のハーヴェイ（Harvey, W. 1578–1657）があげられますが、その理由は近代医学にとって、「解剖学」（anatomy）と「生理学」（physiology）は、医学が立脚する基本的な科学（基礎医学）であるからです。

3　医学研究における分子生物学の意義

Iで示されたように、人体の構造を解剖学的に細かく探求していくと、人体を構成する基本的な単位である細胞にいきつき、さらにこの細胞の中には様々な分子があることがわかります。一九五三年にワトソン（Watson, J. 1928–）とクリック（Crick, F. 1916–2004）という科学者は細胞内の核（細胞核）の中にあるDNAが二重らせん構造であることを発表し、後にノーベル生理学・医学賞を受賞しました（一九六二年）。DNAは、アデニン（A）、シトシン（C）、グアニン（G）、チミン（T）という四種類の塩基を含んでいます。この発見は、その後の生物学や医学に計り知れない影響をもたらしました。DNAの機能には、(1)「複製する」、(2)「タンパク質合成のための情報を出してはたらく（この場合、単にタンパク質を生産するだけでなく、必要なときに必要な場所で必要なタンパク質を作るという調節のための情報もあり、これが生物を生物らしくしている）」、⑶「変化する（これには、生殖細胞での場合と体細胞での場合があり、前者は子孫に伝わって、延いては進化につながり、後者は一個体での病気や老いに関わる）」の三つがあると指摘されています（中村 1999, 四〇頁）。この三つの働きはまさに生物の特徴をあらわしています。つまり、ＤＮＡという分子の機能から⑴から⑶のような多種多様な生命現象を理解することが出来るわけです。生物を分子という立場から研究する「分子生物学」とは「生命現象の本質は分子間の相互作用として理解される」（江上 1980, 一〇頁）という立場に立って生命現象を研究する学問であると定義できます。

医学部で、また日々の臨床の中で、この学問の成果を学び恩恵を享受している医学生や医療者は、この学問が身近すぎてその意義を振り返ることが少ないかもしれません。分子生物学という学問の意義について、ここでは二点を指摘したいと思います。

⑴　複雑な生命現象が分子生物学により演繹的に説明できる

分子生物学によって、複雑で多様な生命現象の多くが、遺伝子やその翻訳された産物である分子レベルから、演繹的に説明可能となってきました。それまで記述的・博学的傾向が強かった生物学が、「少数の基本的な法則からこの世界の多くの現象を演繹的に説明する物理学」に近づくことができました。このように、少数の原理から多様な現象を説明するという態度は、科学哲学の領域では「オッカムの剃刀」（Ockham's razor）として知られています。

　例えば、鎌状赤血球症という病気を例にとって考えます。この疾患は、本来中央部が凹んだ円形の形をしている赤血球が鎌状に変形しておりアフリカ系の人々に多く見られます（鎌状赤血球はマラリアに耐性があり、生存上有利であったと考えられています）。赤血球はα鎖（一四一個のアミノ酸）とβ鎖（一四六個のアミノ酸）の二種類のグロビンがヘムを含んだヘモグロビンの四量体から成りますが、この疾患ではヘモグロビンβ鎖の六番目のアミノ酸をコードする遺伝子に、チミン（Ｔ）からアデニン（Ａ）への「点突然変異」が起こったために（ＣＴＣ→ＣＡＣ）、本来のグルタミン酸ではなく、別のアミノ酸であるバリンがつくられてしまいます（ＤＮＡ上のＣＴＣの塩基配列は、ｍＲＮＡに転写され、ＧＡＧとなり、ＧＡＧはグルタミン酸をコードします。一方で、ＤＮＡ上のＣＡＣの塩基配列はｍＲＮＡに転写されＧＵＧとなり、ＧＵＧはバリンをコードします）。

　このように、一塩基の異常から本来のアミノ酸が合成されなくなり、正常に機能するタンパク質が産生されなくなるのです。この結果、赤血球の形態異常が起こり、鎌状赤血球症の「貧血」という症状を引き起こします。つまりこの場合、貧血という患者を悩ませている症状の原因がＤＮＡ上のたった一つの塩基配列の異常（ポイントミューテーション）から説明できるのです。

　もちろん、高血圧、糖尿病、がんをはじめ多くの疾患は単一の塩基の異常や単一の遺伝子異常から起こるという単純なものではなく、複数の遺伝子が関与していると考えられます。また、疾患の発症には紫外線などの環境要因や喫煙や飲酒などの生活要因もあります。しかし、ただ病気を臓器や組織ごとに、あるいは症状ごとに分類するだけではなく、様々な症状を引き起こしている病態のメカニズムを分子レベル・遺伝子レベルからいわば演繹的に説明しようとするのが分子生物学（あるいは分子病理学）なのです。

(2)　分子生物学は実際の医療に役立つ

遺伝子や分子という物質レベルで疾患や生命現象のメカニズムが明らかにされることで、薬剤開発、さらには再生医療をはじめとする様々な医学的応用が可能となりました。かつて哲学者のフランシス・ベーコン（Bacon, F. 1561–1626）が「知は力なり」と述べたように、われわれは分子レベルから生命現象を「知る」ことによって、それに対する「働きかけ」あるいは「支配」（病気のコントロール）が可能となります（第１講の表１を参照）。

例を示しながら考えます［図３・１］。例えば、人体から出血などで血液が失われると血圧が下がります。そのため、人体には血圧を上昇させるように、(1) 血管を収縮させる、(2) 循環血液量を上げるというメカニズムが働きます。この働きを担うのが「レニン・アンジオテンシン・アルドステロン系」ですが、そのメカニズムが分子生物学により、分子レベルで明らかにされています。具体的にそのメカニズムを示します。まず人体の循環血液量が下がると、腎臓にある傍糸球体装置と呼ばれる場所から、レニンというホルモンが分泌されます。このレニンは酵素であり、主に肝臓で分泌されるアンジオテンシノーゲンをアンジオテンシンⅠに変換します。このアンジ

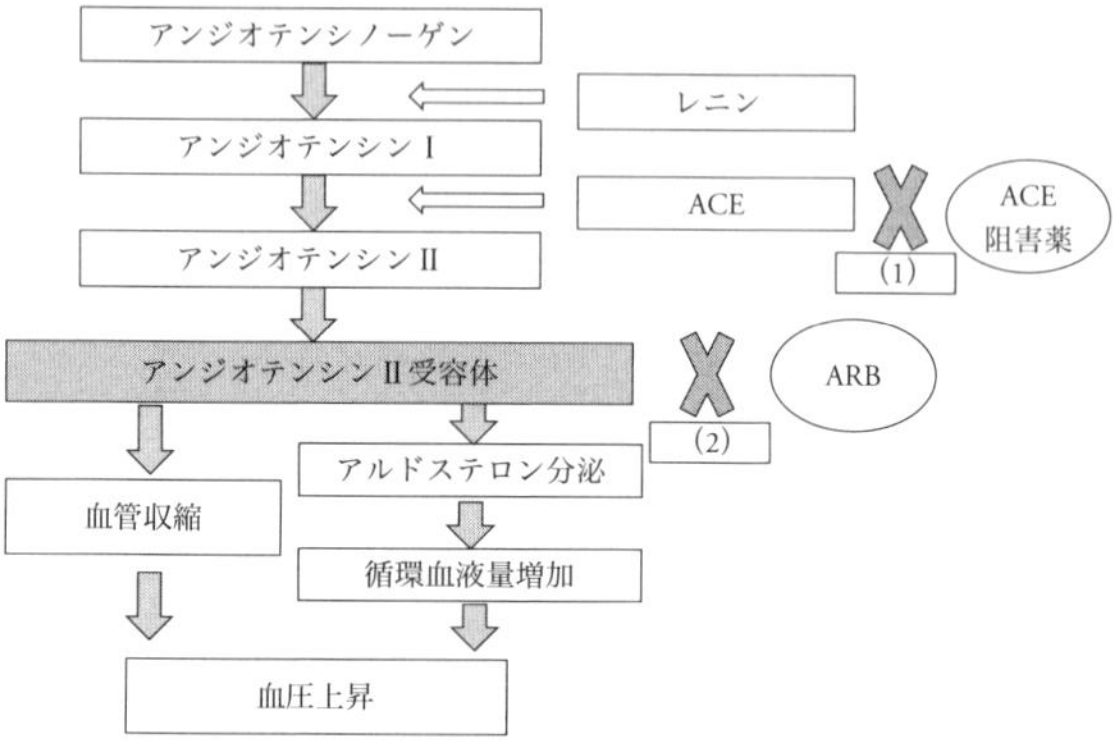

図３・１　**レニン・アンジオテンシン・アルドステロン系と降圧薬の作用機序**
詳細は本文参照。

オテンシンⅠは肺の血管内皮細胞が産生するアンジオテンシン変換酵素（Angiotensin Converting Enzyme: ACE）により、アンジオテンシンⅡに変換されます。このアンジオテンシンⅡが、アンジオテンシンⅡ受容体に結合すると、（i）血管を収縮させ、（ii）副腎皮質からアルドステロンを分泌させることで、このアルドステロンが腎臓の遠位尿細管に働いてナトリウムの再吸収を促し循環血液量を上げます。この（i）、（ii）の働きにより、血圧が上昇し、低下した血圧を元に戻そうとするメカニズムが働きます。これは出血などで循環血液量が減少して血圧が低下した際に生体を守る重要な作用です。
このように、血圧を上昇させるメカニズムが分子レベルで明らかになると、逆に高血圧の治療に利用できる道が開かれます。例えばアンジオテンシン変換酵素（ＡＣＥ）の働きを抑えることが出来れば［図３・１の(1)］、アンジオテンシンⅡの産生が抑えられ、血圧の上昇を抑えることが出来るはずです。さらに、アンジオテンシンⅡは血管内皮細胞や副腎皮質に存在するアンジオテンシンⅡ受容体に結合することで昇圧作用をもたらしますが、この受容体を直接ブロックすれば［図３・１の⑵］、降圧作用が得られるはずです。このような考えの下、実際にＡＣＥ阻害薬や、アンジオテンシンⅡ受容体拮抗薬（Angiotensin Receptor Ⅱ Blocker: ARB）が合成されました。これらは、現在の代表的な高血圧治療薬となっています。

　また、例えば乳がんの約二〇％ではＨＥＲ２《ハーツー》（human epidermal growth factor receptor 2）という受容体（膜貫通型のチロシンキナーゼ受容体）が乳がん細胞の表面に過剰発現しています。先ほど、レニン・アンジオテンシン・アルドステロン系の話の際に、アンジオテンシンⅡがアンジオテンシンⅡ受容体に結合して作用をあらわす例を説明しました。われわれの身体は、分子（例えばアンジオテンシンⅡや甲状腺ホルモンなど多くの例があります）が産生されても、それを受け取る受容体がなければ作用を発揮できないのです。さて、ＨＥＲ２という受容体からのシグナルが核に伝わるとがんの増殖につながることが知られています。よって、乳がんでＨＥＲ２陽性の場合には、このＨＥＲ２に特異的に結合してシグナル伝達を阻害する抗がん剤トランスツマブ（商品名ハーセプチン）が用いられます。さらに、ＨＥＲ２陽性のがん細胞にトランスツマブが結合すると、免疫細胞の攻撃を受けやすくなります（オプソニン効果）。このようにがん細胞の増殖や浸潤などに関わる特異的な分子を標的として開発された治療薬が「分子標的治療薬」（molecular targeted drug）です。

分子生物学は、病気の原因を遺伝子・分子レベルで明らかにし、その知識に基づいて薬剤の開発を可能とします。病気に関わる生体内の「分子」を明らかにして、それを標的として薬剤開発を行うことは、現在の医学・薬理学の大きな流れになっています。このように、分子生物学は現代医学における中心的な方法論の一つとなっています。しかし、現在の医学は分子生物学の単なる応用ではありません。一九九〇年代初めに、医学の方法論には大きな変化が生じました。それはEvidence-Based Medicine: EBM（根拠に基づく医療）の台頭です。

4　臨床疫学／ＥＢＭ

筆者はＥＢＭが現代医学を理解するうえで非常に重要な言葉・概念であると考えます。例えば、実験室において細胞やマウスを使った研究で効果的だった薬剤が、必ずしも臨床現場では有効であるとは限りません。一方で、実験室では――特に細胞や動物実験では――検証できないような方法（例えば、精神療法）が、治療効果をもつことは誰もが納得するところです。こうした事実を医学の中でどのように評価すればよいのか、科学的に「正しいあるいは正しくない」と判断するにはどのような手順を踏めばよいのかを示してくれるのがＥＢＭであり、そのＥＢＭを支える基本的方法論が「臨床疫学」（clinical epidemiology）です。

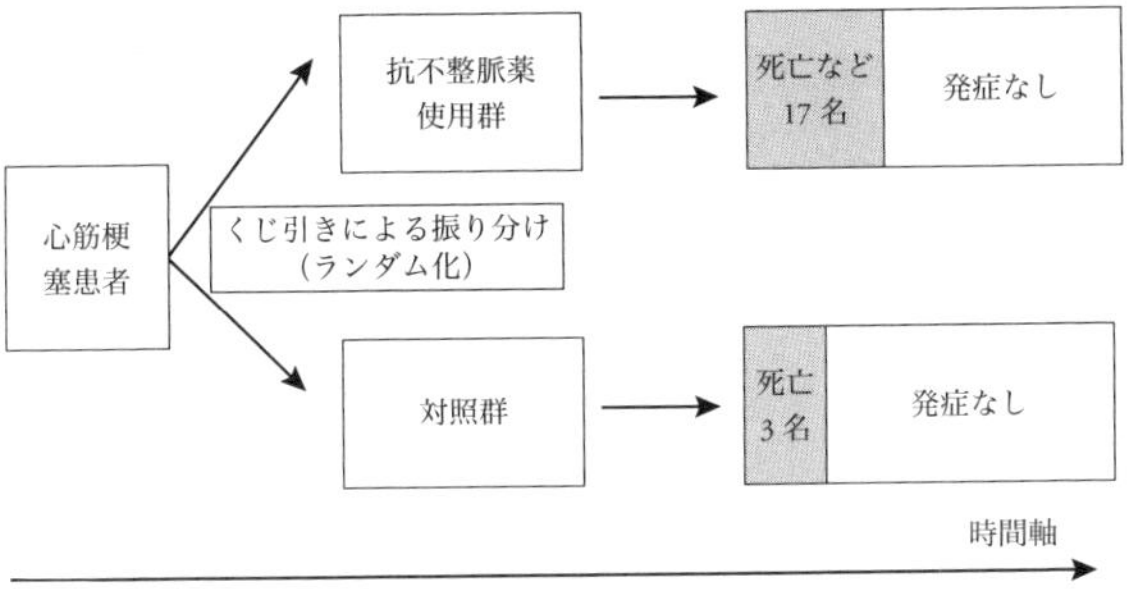

図３・２　**無作為化比較試験による研究例**
心筋梗塞後の死亡率を下げるために、心室性期外収縮を抑える抗不整脈薬を投与した群では、予想に反して死亡率などの割合が対照群（抗不整脈薬不使用群）よりも増加した。詳細は本文参照。

ＥＢＭという言葉の提唱者であるカナダ人の医師ゴードン・ガイアット（Guyatt, G. 1953– ）は、ある著書の中で興味深いエピソードを述べています（ガイアットら 2010）。彼は、臨床判断の根拠となる医学文献の知識と理解に立脚したアプローチ（診療スタイル）を確立し、この新たな診療アプローチをあらわす言葉として、一九九〇年の春に「科学的医療」（scientific medicine）という用語を提案しました。しかし他の医師たちはこれに対し、それまでの医療が「非科学的」であるのかとの怒りと困惑をあらわしたというのです。その後ガイアットは、同年秋にＥＢＭという用語を提案したところ、これは医師の間に即座に普及したと述べています。この短いエピソードの中に、ＥＢＭの本来の意図を垣間見ることが出来ます。それは、「臨床研究から得られた医学文献の重視」であり、同時に、ＥＢＭの目指すものが「科学的医療」だという点です。ＥＢＭは、「研究から得られた最善のエビデンス（research evidence）と、臨床的な専門知識

(clinical expertise) および患者の価値観 (patient values) を統合するもの［医療］である」（サケットら 2003, 二頁）と定義されます。この患者の価値観については、「臨床で接する一人ひとりの患者に特有な好みおよび関心、期待を意味し、患者に役立つように臨床判断に統合される必要がある」（同、二頁）と説明されています。

一方、ＥＢＭを実践するうえでの判断の根拠を提供する主要な科学的方法論が臨床疫学です。臨床疫学とは、「厳密な科学的方法を用いて、同じような疾病を有する患者群で臨床的事象の発生頻度を測定することにより、個々の患者における予測を行う科学である」（フレッチャーら 2006, 三頁）と定義されています。この臨床疫学について、フレッチャー（Fletcher, R.H.）らは有名な教科書の中で「一九八〇年代は、臨床疫学は医学の支流であった。（中略）臨床疫学が今や臨床医学の主流である」（同、ｖ頁）と述べ、さらにこの学問の現代医学における位置づけとして、「臨床疫学は臨床医学の基礎科学である」（同、ⅶ頁）と明言しています。

このＥＢＭ、およびＥＢＭを支える科学としての「臨床疫学」が医学にもたらす意義を具体的な例を示しながら考えたいと思います［図３・２］。

例　一九九二年、心筋梗塞から生存した患者の心室性期外収縮（症状は無症状あるいは軽度）を抑えれば心室性不整脈による死亡者数を減らし生存期間を改善できるだろうとの仮説を確かめるための研究が行われました（The Cardiac Arrhythmia Suppression Trial II Investigators, 1992）。心筋梗塞後には心室期外収縮が起こり、死亡に至るケースも多いことから、その病態生理から考えてこの期外収縮という不整脈を防ぐために抗不整脈薬を投与することは極めて理にかなった治療方法であると考えられました。研究では心筋梗塞後一四日間、モリシジンという抗不整脈薬投与群（六六五名）とプラセボ（偽薬）投与群（六六〇名）の二群に患者が無作為に分けられました。その結果、前者では六六五名中一七名が死亡、あるいは心停止に至りました（不整脈で死亡したのは九名、不整脈による心停止五名、不整脈以外の心臓に起因する死亡が三名）。後者のプラセボ群では六六〇名中三名が死亡したのみでした。様々な要因を調整した後で両群間の死亡率を調べたところその有意確率（p）は、p＜0.02であり、相対危険度は五・六（九五％信頼区間1.7–19.1）でした。九五％信頼区間とは、その数値の間に母集団の平均値が九五％の確率で存在すると推定される範囲です。相対危険度またはオッズ比の九五％信頼区間が一・〇をまたぐ場合は、有意差が無いとされます。研究者らは、「心筋梗塞後の死亡率を下げようとして、無症状あるいは軽度症状の心室性期外収縮を抑えるために抗不整脈薬のモリシジンを使用することは、効果がないばかりではなく、有害でもある」と結論づけました。

この研究から学べる大切な点は、メカニズム・病態生理から考えて、良かれと思って投与した薬剤が、必ずしも良い結果を生むとは限らない、むしろ逆の結果を生むこともあるということです。これは実際の人を対象とした臨床研究を行って初めて明らかになります。

引用文献・参考文献

『哲学としての医学概論　方法論・人間観・スピリチュアリティ』
該当章　第5章、第6章

The Cardiac Arrhythmia Suppression Trial II Investigators（1992）Effect of the antiarrhythmic agent moricizine on survival after myocardial infarction. *The New England Journal of Medicine* 327(4): 227–33.

江上不二夫（1980）『生命を探る』（第2版）岩波新書

ガイアットら編（2010）『医学文献ユーザーズガイド――根拠に基づく診療のマニュアル』（第2版）相原、池田、三原、村山監訳、凸版メディア

佐藤純一（2013）「近代医学・近代医療とは何か」高草木光一編『思想としての「医学概論」』岩波書店、七三−一五〇頁

中村桂子（1999）『生命誌の世界』日本放送出版協会

中川米造（1988）『医療の文明史』日本放送出版協会

中川米造（1991）『学問の生命』佼成出版社

フレッチャー R. H. ら（2006）『臨床疫学――EBM実践のための必須知識』（第2版）福井次矢監訳、メディカル・サイエンス・インターナショナル

第4講　医学の科学論 II
――臨床疫学／ＥＢＭの意義とＮＢＭ――

前回は、医学の方法論として分子生物学と臨床疫学／ＥＢＭの二つをあげました。今回は、さらにこの臨床疫学／ＥＢＭについて考えます。

1　臨床疫学／ＥＢＭの意義

ＥＢＭおよびＥＢＭを支える科学としての「臨床疫学」が医学にもたらす意義として、以下の四点を指摘したいと思います。

(1)　臨床医学の重視とエビデンスの階層性の提示

通常、多くの人々は「科学的に証明された」と聞くと、それで安心してしまうかもしれません。しかし、ＥＢＭはど、の、よ、う、な、科学的方法で証明されたのかを問います。ＥＢＭはそれまでの生物

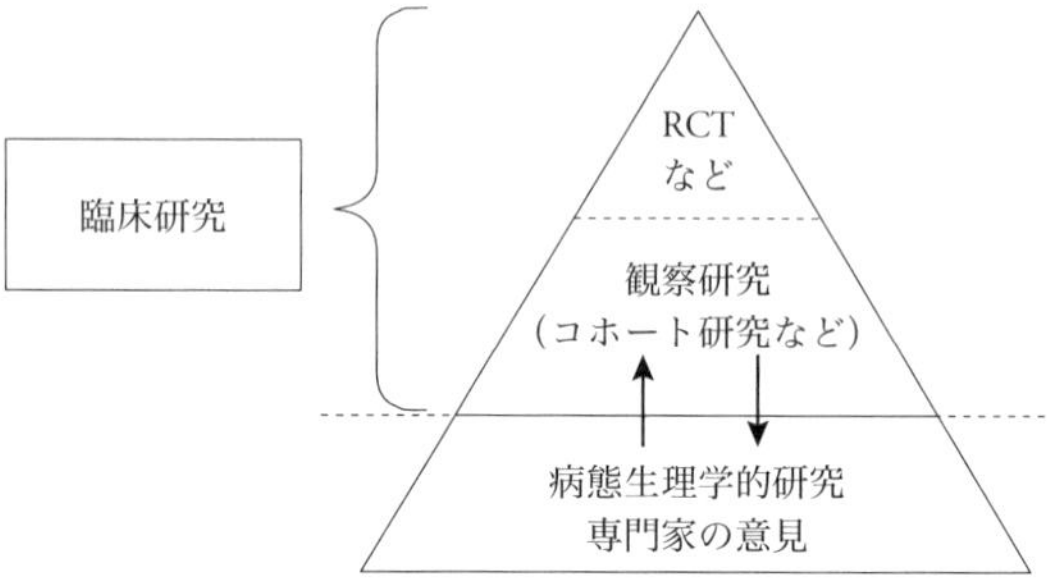

図4・1　**エビデンスの階層性**

EBMは二つの前提を有する。

1）エビデンスには階層がある（図の上位のものほどエビデンスの質は高い）。

2）臨床判断には、エビデンスだけでは不十分であり、利益とリスク、コスト、患者の価値観等にも配慮する。詳細は本文参照。

出典：杉岡『哲学としての医学概論』145頁

学的メカニズムや病態生理学ではなく（それを軽視するわけではもちろんありませんが）、臨床研究から得られたエビデンスを重視します。つまり、エビデンスには階層性があることをＥＢＭは明確に主張します。メタアナリシスや無作為化比較試験（ＲＣＴ）はエビデンスの質が高く、一方で、細胞やマウスなどを使った実験室レベルの研究結果や権威者の意見、個人の体験談などはエビデンスの質が落ちるとされます［図４・１］。ガイアットらは論文の中で、ＥＢＭの台頭を「新たなパラダイムの出現」と捉えています（EBM Working Group 1992）［パラダイムに関しては第1講参照］。それはつまり、かつての基礎医学・病態生理を重視する医学から、質の高い臨床研究に基づく医学への転換を意味しています。ＥＢＭは、生物医学への批判とその克服を目指そうとする意図があります。

さて、ＲＣＴ（Randomized Controlled Trial：無作為

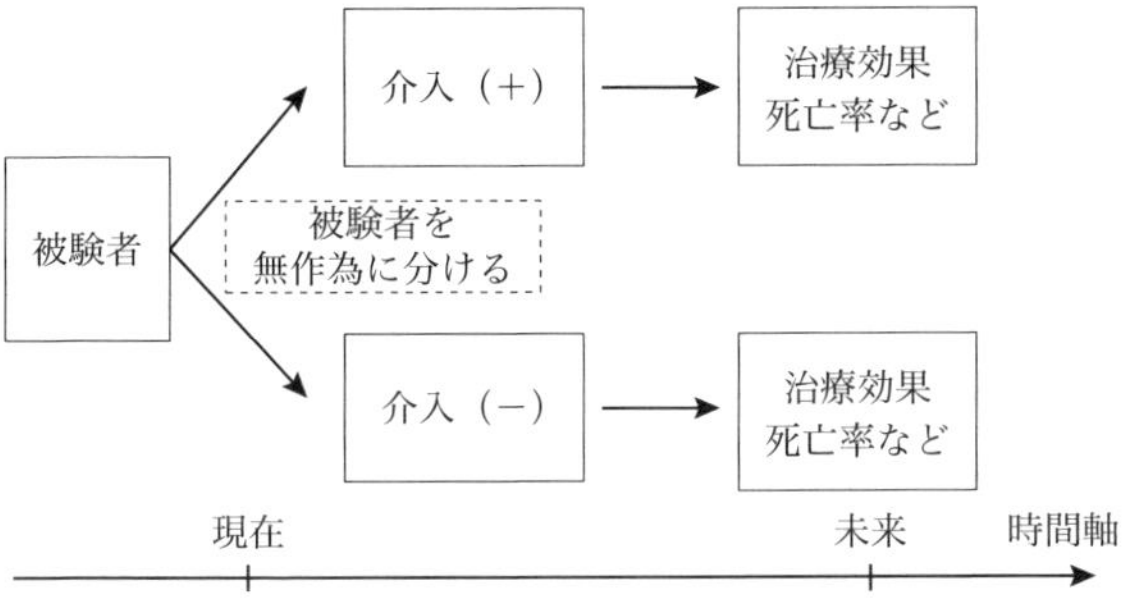

図４・２　**無作為化比較試験**

注）被験者をランダムに振り分けたのち、例えば介入群にはその効果を明らかにしたい薬剤や食品などを摂取してもらう。一方の対照群はそれとは区別できない代わりの薬剤等を摂取してもらい、その後の経過を観察する。

化比較試験）とはどのような研究方法でしょうか。［図４・２］を見てください。ＲＣＴの重要なところは、研究に参加してくれる人（被験者）を「無作為（ランダム）に分ける」という点です。なぜこのことが大切なのでしょうか。例えばがん検診の効果を検証する場合、自らがん検診を受けるグループに入ることを希望する人は、そうではない人よりももともと健康に関心があり、運動や食事にも配慮していることが多いと思われます。よって、がん検診を受けるグループで五年後、一〇年後の死亡率が低いという結果が得られたとしても、果たしてそれはがん検診の効果なのか、あるいは運動や食事をはじめとするその他の影響（われわれがまだ知らない何らかの要因）によるものか、判断が難しくなります。しかし、本人の意思とは関係なく、無作為に振り分けた場合、それ以外（がん検診を受ける以外）の要因が排除され、がん検診の効果の有無を正しく判定できると考えられます。

また、メタアナリシスとは、複数の研究結果を集めて解析する方法ですが、複数のＲＣＴの結果をまとめて解析したメタアナリシスの結果は最もエビデンスの質が高いとされています。

⑵ 医学の反省としての臨床疫学／ＥＢＭ

科学の進展に批判精神は不可欠です。それは非難ではなく、自らを省みるという反省（reflection）のことです。臨床疫学／ＥＢＭは、新たな治療法の効果を確かめるだけではなく、これまで医療現場であまりその根拠を省みられず行われてきた医療行為そのものを見直そうとする態度を促し、その手段を提供します。例えば身近な例として、風邪に抗生物質を投与することに効果があるのか否かを調べたメタアナリシスがあります。その研究によれば、風邪と診断された場合に抗生物質を使用することは基本的に勧められていません。むしろ大人の風邪で抗生物質を使用すると副作用のリスクが増えると報告されています（Kenealy, T., et al. 2013）。このケネーリーらによる研究は、先に見たメタアナリシスという方法に基づいており、質の高い研究結果であると言えます。もちろん、ＥＢＭは、こうした質の高い臨床研究結果に基づきながら、医療者の考え、個々の患者の状況・希望なども考慮して、治療を行います（後述する「ＥＢＭの五つのステップ」を参照）。しかし、これまで「風邪を引けば抗生物質」と思い込んでいた患者さん、あるいは医療者の意識を根本的に変えるものであり、臨床疫学に基づく本結果の意義は非常に大きいものがあります。このように、臨床疫学／ＥＢＭの態度は、現在の医学を批判的に考え、よりよい医学を創造しようとする医学哲学の態度と共通しているのです。

(3) 世界観から比較的自由であること

遺伝子や分子という物質レベルから生命現象を明らかにする分子生物学は、唯物論的あるいは機械論的人間観と親和性があるといえます。これまで主流となっていた、いわゆる生物医学では、物質レベルでの根拠のない治療法は、科学的とみなされづらいのです。一方、臨床疫学は様々な治療法や研究対象に開かれた方法論であり、いわゆる人間観（世界観）から比較的自由であるといえます。例えば、独自の人間観・治療観をもつ東洋医学の鍼治療に効果があるでしょうか。

現在鍼治療に関する多くの科学的検証が行われており、特に疼痛を緩和する効果はＲＣＴに基づく研究によっても明らかにされています。例えばドイツで行われたＲＣＴによる研究がありま す（Haake, M., et al. 2007）。平均八年以上の慢性腰痛に悩む患者一、一六二人が、鍼治療、シャム鍼治療群（経絡以外の部位へ、浅く（1–3mm）皮膚表面に刺入する）、通常の治療（薬物療法、理学療法、運動療法を用いるガイドラインに沿った治療）の三群（それぞれ、三八七人、三八七人、三八八人）に、ランダムに振り分けられました。患者は、週二回、三〇分の治療を一〇回うけました。治療に部分的にしか反応しない人には、さらに五回分の治療が行われました。治療開始から六か月後に質問票を用いて痛みの程度が調査され、その結果、改善した割合が鍼治療群では四七・六％、シャム鍼治療群では四七・二％、通常治療群では二七・四％でした。鍼治療群とシャム鍼治療群では改善の差は認められませんでしたが、両治療群とも、通常の薬物治療をはじめとする治療群よりも、ほぼ二倍の効果（改善）が認められました。

また、こうしたRCTによる研究を複数集めたメタアナリシスも行われています。特にヴィカースらは、二〇一五年一二月末までに発表された慢性疼痛に対する鍼治療の効果を調べた質の高いRCTに基づく研究のうち、個々の患者のデータが入手可能な三九件の研究を選び出し、新たに解析を行いました（Vickers, A. J., et al. 2018）。ここには、全部で二〇、八二七人の被験者が含まれています。この研究では鍼治療群とシャム鍼群、および鍼を用いないコントロール群が比較され、変形性関節炎、慢性頭痛、筋骨格系の痛み（腰痛など）、肩の痛みごとに、鍼治療群とそれ以外の群で治療効果が比較されました。その結果、鍼治療群は、全ての痛みについて、シャム鍼群と鍼を用いないコントロール群の両方よりも、統計学的に有意な効果を認めました（P＜0.001）。このように、特に慢性疼痛に対する鍼治療の効果はRCTやメタアナリシスに基づいた検証がすでに行われ、その効果が証明されています。

以上のように、西洋医学以外の治療法の効果があるか否かは――その分子レベルでのメカニズムが不明でも――検証可能なのです。つまり、EBMの概念が医学に導入されることにより、たとえその治療法に物質レベルでのメカニズムが明確ではなくても、「治療効果のある方法が科学的である」と考えられるようになってきたと言えます。それはかつて医学で主流であった生物医学が依拠する世界観や人間観――唯物論的あるいは機械論的人間観――から現代医学は比較的自由であるということを意味しています（この点に関しては第5講および第12講も参照）。

⑷　決定論から確率論へ

神経内科医の米山公啓は、医学がその他の科学ほど確固たる根拠に基づいて実践されていないことを指摘し、その不確実性から「医学は科学ではない」と主張します（米山 2005）。確かにいまだ十分な科学的検証が行われていない医療行為が現場では行われているかもしれませんが、しかし常にその効果を批判的に検証しようとする医学の態度は、科学的であるといえるでしょう（第12講も参照）。また、今日では「科学的であるか否か」は、かつての一七世紀や一八世紀の古典物理学のように初期条件が決まれば将来を予測できるという決定論（determinism）――こうした決定論はラプラスの悪魔（Laplace's demon）として知られています――に基づいて判断されません。現代物理学（量子力学）では確率論的考えを受け入れているように、臨床疫学／ＥＢＭでもその研究結果は確率論的に語られます。つまり医学が科学ではないという批判は、科学を古い科学観で考えた場合の批判であると言えます。

さて、実際の臨床では研究結果を確率論的にしか語れないということを、乳がん検診を例に考えたいと思います。乳がんはマスコミでも多く取り上げられ、著名人も罹患し、中には若くして死亡した女性の詳細な生きざまが報道されるなど注目される病気の一つです。そしてそのたびにマンモグラフィーを用いた乳がん検診の重要性が多くのメディアを通じて強調されます。乳がんが早く見つかったおかげで、乳がんで死亡しなくても済むと通常われわれは考えます。では、マンモグラフィーを用いた乳がん検診により乳がんによる死亡は確実に減らせるのでしょうか。

マンモグラフィーによる乳がん検診を受けるグループと受けないグループによるＲＣＴの結果を集めてメタ解析を行った研究があります（Gøtzsche, P. C., et al. 2013）。研究者らは九つの論文を選び出し、そこには約六〇万人の参加者を対象として解析を行いました。検診を受けたグループと受けなかったグループでは、乳がんによる死亡率の相対危険度（あるいはリスク比：暴露群と非暴露群を比べて、何倍疾患が発症しやすいかを示す値）は〇・八一（九五％信頼区間0.74–0.87）です。九五％信頼区間とは、その数値の間に母集団の平均値が九五％の確率で存在すると推定される範囲をあらわし、相対リスクまたはオッズ比の九五％信頼区間が一・〇をまたがない場合は、有意差が有ると判断されます。今回の研究では、マンモグラフィーによる乳がん検診を受けたほうが乳がんによる死亡率は一九％減少するという結果（統計学的にも有意な差がある結果）が示されています。つまり、この研究によれば、マンモグラフィーによる乳がん検診を受ければ乳がんによる死亡を一〇〇％減らせるわけではないが、受けたほうが受けないよりも乳がんによる死亡を一九％減らせるというのです。しかし、この研究結果はさらに深く考える必要があります。以下の五点を取り上げたいと思います。

一点目は、今回解析対象となった九つの論文のうち適切なランダム化が行われている論文は四つでした。その四つの「より質の高い論文」のみを用いてメタアナリシスを行ったところ、相対危険度は〇・九（九五％信頼区間0.79–1.02）で、統計学的に有意な差が認められませんでした［九五％信頼区間が一・〇をまたいでいる場合は有意差なし］。

二点目は、乳がんと診断された割合は、検診を受けたグループでは二九％多くなっていました（九五％信頼区間1.23–1.35）。

三点目は、乳腺腫瘤摘出術と乳房切除術を受けた割合は、検診を受けたグループで三五％多くなっていました（九五％信頼区間1.26–1.44）。

四点目は、いずれかのがんによる死亡率は乳がん検診を受けたグループと受けないグループでは相対危険度〇・九九（九五％信頼区間0.96–1.06）と、差がありませんでした。

五点目は、全死亡率は乳がん検診を受けたグループと受けないグループでは相対危険度〇・九九（九五％信頼区間0.97–1.01）と、差がありませんでした。

研究結果を踏まえて、研究者たちは以下の考察を行っています。「13年間追跡調査を行い、乳がん検診が乳がん死亡を一五％減らし過剰診断や過剰治療が三〇％であるとすると仮定すると、このことは一〇年間で二、〇〇〇人の女性が乳がん検診を受けた場合に、乳がんによる死亡者を一人減らせることを意味している。また、乳がん検診を受けなければ乳がんと診断されることのなかった女性一〇名が不必要な治療を受ける。さらに、二〇〇人の女性が誤って乳がんと診断されるために不安や疑念などの心理的な苦痛を受ける」と。

乳がん検診に限りませんが、検診を受けることは過剰診断や過剰治療につながり、また本来はがんではないのに「がん」という診断を受けて心理的に苦しむこともあるのです。研究者らは、人々が検診を受ける際には検診の利益と不利益に関する情報をしっかり得たうえで、検査を受けるかどうかを決めるべきであると述べています。

このように、「マンモグラフィーを用いた乳がん検診により乳がんによる死亡は確実に減らせるか」という最初の疑問に対しては、われわれが思っているほど簡単には答えることが出来ず、あくまでも確率論的にしか語れないことが理解できるかと思います。

医学においては、分子生物学の還元主義的決定論的立場と、臨床疫学／ＥＢＭの確率論的立場が過去五〇年ほどの短い間に一気に花開きました。それゆえ、前者の立場に依拠して医学を考える人は、「医学は科学ではない」と批判する傾向にあるようですが、医学という学問は「そもそも確率論的にしか語れない科学」です。そして単純化していえば、その理由は医学の対象が物質ではなく人間であるからであり、確率論的にしか語れないことは医療倫理（患者の自己決定権などの問題）が無視できない一つの根拠ともなります。なぜなら、もしある治療法が一〇〇％効果があり、副作用も一〇〇％ないのであれば、その治療を受けないことを拒む人はまずいないでしょうから。

2 ナラティブ・ベイスト・メディシンとエビデンス・ベイスト・メディシン

繰り返し述べたように、ＥＢＭは質の高い臨床研究の根拠（エビデンス）に基づいて、治療を行おうとします。そして、その臨床研究の根拠は臨床疫学の方法に基づいて得られます。しかし、臨床疫学も一つの科学です。そこでは、数値化されたデータが必要になります。実際の医療では、血液検査データのように数字で客観的に示しやすいものもあれば、「痛み」などは患者さんの「主観的な感覚」であり、客観的な数値化が難しいものもあります。しかし、それでもできるだけ数値化することでエビデンスを確保しようとします。例えば、一〇センチメートルの線上に「〇点：痛みがない」から「一〇〇点：想像できる最大の痛み」を示し患者さんに今の痛みの程度を答えてもらう尺度（Visual Analogue Scale: VAS）や、表情を描いて今の痛みの状態に近いものを選んでもらう表情尺度スケール（Face Rating Scale: FRS）などがあります。それでも、数値化困難な人間の感情や、数値では表しづらい医療効果はたくさんあることは容易に想像できます。生物医学のみではなくＥＢＭを重視する医学へと転換することで、機械論的人間観から医学は自由になっても、「数値化できないものは科学ではない」との態度（ある種の科学主義）はＥＢＭでも変わっていないとも言えそうです。

臨床疫学によって得られたエビデンスを何よりも大切とする態度は、医学が科学である限り非常に重要ですが、エビデンスのない治療法は配慮しないあるいは認めないという「エビデンス（至上）主義」にはやはり問題があるように思います。そこには、臨床医学における何か大切なものが抜け落ちてしまうように思います。このエビデンス主義という新たな「科学主義」に対する批判として、あるいはＥＢＭを補うものとして、ナラティブ・ベイスト・メディスン（Narrative Based Medicine: NBM）という概念が一九九八年、医師であるグリーンハル（Greenhalgh, T.）やハーウィッツ（Hurwitz, B.）によって提唱されてきました。ナラティブというのは「物語」を意味します。そして、斎藤はグリーンハルらの考えに基づき、ＮＢＭを次のように説明します。「病を、患者の人生という大きな物語の中で展開する一つの「物語」であるとみなし、患者を「物語を語る主体」として尊重する一方で、医学的な疾患概念や治療法をあくまでも一つの「医療者側の物語」と捉え、さらに治療とは両者の物語をすり合わせる中から「新たな物語」を創り出していくプロセスである、と考えるような医療」（斎藤 2016, 七六頁）であると。

斎藤は「ＮＢＭとＥＢＭは決して対立する方法論ではなく、むしろ患者中心の医療を実践するための車の両輪と考えるべき相補的な方法論なのである」（斎藤、岸本 2003, 三〇頁）と、両者の関係について説明しています。ＮＢＭの基本にある考えは、「患者はそれぞれの人生という物語を生きているのだという理解」と言ってよいでしょう。ＮＢＭは、客観的に把握できるものだけではなく、患者の個性や主観的な考えも大切にします。患者の価値観を無視して科学的に把握できるもののみに基づいて判断するのであれば、それは本来「生物医学」への批判という意義を有したＥＢＭが、生物医学と同様に科学主義に強く傾いてしまうのです。この点は非常に重要な点であると思われます。

ＮＢＭとＥＢＭの関係の理解を深めるために、ＥＢＭの五つのステップを紹介します。ＥＢＭつまり「根拠に基づいた医学」を実践するには以下の五つのステップが必要であると考えられています。

1．臨床上の疑問点の抽出
2．疑問を解決するために役立つと思われる文献の効率的な検索
3．得られた文献の妥当性評価
4．文献結果の患者への適用性判断
5．ステップ１から４の評価・フィードバック

詳細は別書に譲りますが、実際の患者さんの問題を摘出し（ステップ１）、その疑問を解決するために文献を調べます（ステップ２）。そして、その文献で行われた方法や結果が妥当で信頼できるものかどうか、自分の患者さんに当てはまるかどうかを吟味します（ステップ３）。次が第４のステップとなりますが、実際のＥＢＭでは、このステップ４がある意味では最も難しいプロセスです。それは、科学的に数値化できない要因への配慮が求められるからです。この点について、

「患者が望むような意思決定プロセスを理解・実行し、患者が必要とする情報を効果的に伝えるには、患者の物語とその物語の背景にある本音を理解するスキルが必要である」（ガイアットら 2010, 一四頁）と指摘されています。つまり、ＮＢＭです。例えば、これまでの研究から手術が最も推奨できる治療法であるとしても、声を失いたくないとの希望から、放射線療法を選択する喉頭がん患者さんがいるかもしれません。

ＥＢＭの第４のステップが示すようにＥＢＭの実践には、「患者の価値観」や「人生の物語」を理解することの必要性が明記されています。ＮＢＭとＥＢＭは対立するのではなく、患者の価値観等の科学的エビデンスとは異なる次元の問題にも配慮するＮＢＭ的視点は、現在のＥＢＭの実践に本来含まれる点は忘れられてはなりません。臨床疫学は、ＥＢＭに必要な科学的研究を行うための方法論ですが、ＥＢＭはエビデンス主義という科学主義ではないことを再度強調したいと思います。

引用文献・参考文献

『哲学としての医学概論　方法論・人間観・スピリチュアリティ』
該当章　第６章

Evidence-Based Medicine Working Group (1992) Evidence-Based Medicine. A New Approach to Teaching the Practice

of Medicine. *Journal of the American Medical Association*, 268（17）: 2420–5.
Gøtzsche, P. C., Jørgensen, K. J.（2013）Screening for breast cancer with mammography. *Cochrane Database Syst Rev.* Jun 4;（6）: CD001877. doi: 10.1002/14651858.CD001877.pub5. Review.
Haake, M., Müller, H. H., Schade-Brittinger, C., et al.（2007）German Acupuncture Trials（GERAC）for chronic low back pain: randomized, multicenter, blinded, parallel-group trial with 3 groups. *Archives of Internal Medicine.* 167（17）: 1892–8.
Kenealy, T., Arroll, B.（2013）Antibiotics for the common cold and acute purulent rhinitis. *Cochrane Database Syst Rev.* Jun 4;（6）: CD000247. doi: 10.1002/14651858.CD000247.pub3.
Vickers, A. J., et al.（2018）Acupuncture for Chronic Pain: Update of an Individual Patient Data Meta-Analysis. *The Journal of Pain.* May; 19(5): 455–474.
斎藤清二（2016）『医療におけるナラティブとエビデンス 改訂版——対立から調和へ』遠見書房
斎藤清二、岸本寛史（2003）『ナラティブ・ベイスト・メディスンの実践』金剛出版
名郷直樹（2018）『医療の現実、教えますから広めてください!!』ライフサイエンス出版
（名郷先生はＥＢＭ関連の本を何冊も出版しています。特に一般読者向けの本書はＥＢＭの考え、実際の医療の在り方をわかりやすく教えてくれます。）
松田博公（2005）『鍼灸の挑戦——自然治癒力を生かす——』岩波新書
（特に第４章「鍼灸を科学する」は鍼灸と科学的証明についてのわかりやすい解説です。）
米山公啓（2005）『医学は科学ではない』ちくま新書

第5講　医学の人間観 I
——医学は人間をどのように考えるのか——

臨床医学は人間を対象とします。しかし、果たして医学あるいは医師は、その人間をどのように理解しているのでしょうか。第5講では、医学が前提としている人間に対する見方（人間観）を考えてみたいと思います。これは［図2・3］の座標軸を構成する「医学の人間観」の問題です。

1　生物医学の考え方——人体の構造と機能の観点から——

第3講において、医学では人間を以下のように考えることを示しました。

人体→系→臓器→組織→細胞→分子・DNA　……（I）

「構造（解剖）と機能（生理）」という観点で、医学は人間を理解します。そして、病気も同様に「構造と機能」の観点、つまり「病態生理学」（pathophysiology）の観点から理解されます。例えば、胃潰瘍や十二指腸潰瘍、あるいは逆流性食道炎になるのは、胃酸分泌の働きが強まることが原因の一つとされます。壁細胞が胃酸を分泌するさらに詳しいメカニズムは、壁細胞の表面にあるプロトンポンプという構造（分子）を介して胃酸が分泌されるからです。よって、このプロトンポンプの働きをブロックする薬剤を開発すれば、胃酸分泌を強力に抑え、胃潰瘍や十二指腸、逆流性食道炎などの病気を治療することが出来ます。病態の背後には、それを生じさせている生理（機能）があり、さらにその背後にはその機能を可能とする構造があるはずであると考えます。このようにして医学の研究は進められてきました。

医師は基本的にIのように人間を理解しているといえます。歴史的に振り返ると、病理学者のウィルヒョウ（Virchow, R. 1821–1902）は、病気の座を細胞にあるとし、「細胞病理学」（cellular pathology）を確立しました。さらに現代医学においては、分子生物学以降の病理学は「分子病理学」（molecular pathology）が重要な位置を占めているといえます。そして、近代医学から現在まで脈々と続く、人間をもっぱら生物という視点から考えて、疾患の理解と治療を行おうとする医学は、「生物医学」（biomedicine）と呼ばれます。確かに、「われわれは人間を生物という観点から完全に理解することが出来るはずだ」という生物医学の考えは、科学を実践する際の前提——一つの作業仮説——です。しかし、生物医学的立場に基づいて薬剤が開発され、実際に病気の治療が可能になると、「その学問の前提がやはり正しいのだ」とますます強く考えられるようになります。つまり、作業仮説の正しさが、実際の効果によって補強されていくのです。

2 エンゲルの生物心理社会モデル

さて、生物医学を批判し、医学に新しいモデルを提唱した人物として、内科医であり精神分析も学んだエンゲル（Engel, G. L. 1913-1999）がいます。エンゲルによれば、「生物医学モデル」（biomedical model）では、病気であるか否かは検査結果の数値で決めることが出来ると考えるが、実のところは患者が疾患をどう受け止めているかも影響を与えると述べます（Engel 1977）。つまり、生化学的データだけではなく、心理的、社会的要因も、病気であるかどうかを決定する際に重要となると指摘します。疾患の原因を理解し、合理的な治療とヘルスケアを達成するための基礎を与えるために、新しい医療モデルは、患者、患者が生きている社会的文脈、および医師の役割や現在の医療システムをも考慮に入れなければならないとエンゲルは主張します。こうした観点から提唱された新たな医療モデルが、「生物心理社会モデル」（biopsychosocial model）でした。

またエンゲルは、生物医学モデルの基礎には分子生物学があり、この生物医学モデルが、二つの哲学的立場を受け入れていることを指摘します。それは複雑な現象は最終的に単一の基本的な原理に由来するという「還元主義」(reductionism)であり、もう一つは心的なものと身体的なものは分離しているとする「心身二元論」(mind-body dualism)だとします(Engel 1977)。

ところで、一九九二年にエンゲルは、科学論的視点から医学を論じた論文を発表しています(Engel 1992)。この興味深い論文の中で、エンゲルはいまだに医学が一七世紀の科学(主に物理学)が提示する世界観にとらわれていると批判し、二〇世紀の科学的世界観に基づいて医学を論じなければならないと述べます。エンゲルは、科学的世界観を「科学的パラダイム」あるいは「科学的モデル」とも表現し、本書第1講で取り上げた、トーマス・クーンを引用しつつパラダイムについて説明します。この論文の中で、エンゲルは、医学のパラダイムを一七世紀のパラダイムと二〇世紀のパラダイムに二分しました。前者は、機械論、還元主義、決定論、ニュートンとデカルトの二元論に基づくとし、人間の領域(human realm / human domain)を科学から排除しているのだと批判します。また、医学のパラダイムが「研究対象が科学者の外部に独立して存在し、科学者がその対象の特性や行動を発見し特徴づける」という一七世紀のニュートン―デカルト的パラダイムに基づいていると批判しました。

しかし、二〇世紀の相対性理論と量子力学の発達によって、「純粋な客観性」と「物質の観察者からの完全な分離」というのは、もはや科学あるいは科学的とは見なされなくなったとエンゲルは指摘します。そして「人間が観測するのは自然そのものではなく、自然と人間との相互作用なのである。つまり、科学は人間の問いかけ方に応じて自然を記述する」という物理学者のハイ

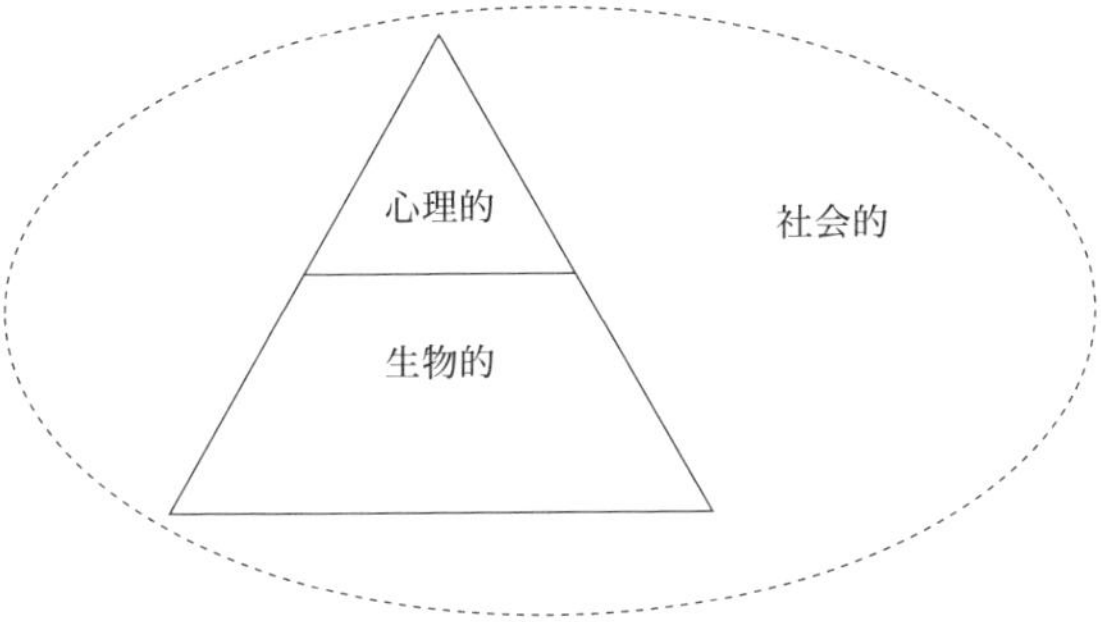

図５・１　**エンゲルの生物心理社会モデルの図解例**
出典：杉岡『哲学としての医学概論』174頁

ゼンベルク（Heisenberg, W. 1901–1976）の言葉を引用しつつ、エンゲルはこの二〇世紀の物理学に生じたパラダイム変化が医学にも当てはまると述べています。このように、エンゲルの生物心理社会モデルは、これまでの生物医学批判であると同時に、医学における新しい「パラダイムシフト」をもたらすものだと彼は考えていました。

さて、彼の生物心理社会モデルは、例えば［図５・１］のように図解できるでしょう。このモデルによって、病気さらには人間を生物的だけではなく、心理的にも、あるいは社会的にも理解する必要性が明確にされました。

心理的ストレスが、程度の差はあるとしても、様々な疾患に関与していることは広く知られています。ストレス学説を提唱したのは生理学者であるハンス・セリエ（Selye, H. 1907–1982）です。彼は、ストレスの種類に関わらず（非特異的に）、生体には共通した変化（a：副腎皮質の肥大、b：胸腺の委縮、c：胃・十二指腸からの出血や潰瘍）が認められることを発見しました。こうしたストレスに対する反応をセリエは汎適応症候群（General Adaptation Syndrome）と名づけました。汎適応症候群は広く知られた概念とは言えませんが、ストレス——特に心理的ストレス——が心身の病気を引き起こすことを示すストレス学説は、その後の医学に大きな影響を与えたと言えます。

具体的に、ストレス（以下では心理的ストレスを前提とします）による生体の変化を考えたいと思います。ストレスを感じると、身体の中では少なくとも二つの系が働きます。一つは視床下部—下垂体—副腎皮質系（hypothalamic-pituitary-adrenal: HPA axis）であり、もう一つは視床下部—交感神経—副腎髄質系（sympathetic-adreno-medullary: SAM axis）です。HPA系では、視床下部からCRH（corticotropin-releasing factor：副腎皮質刺激ホルモン放出ホルモン）が放出され、それが下垂体からのACTH（adrenocorticotropic hormone：副腎皮質刺激ホルモン）というホルモンの分泌を促します。続いてこのACTHが副腎皮質からのコルチゾールの放出を促します。コルチゾールは、抗ショック作用、抗炎症作用、免疫抑制作用、糖新生作用（血糖値を上昇させる）、血小板凝集能亢進作用など、多くの機能をもちます。一方SAM系では、視床下部が交感神経系の働きを刺激し、副腎髄質からアドレナリンやノルアドレナリンが血中に分泌されます。これにより、心拍数上昇、瞳孔散大、気管支平滑筋拡張、血液循環量を維持するように働くなど、多彩な作用を有します。ストレス時のこの交感神経の働きは、生理学者のウォルター・キャノン（Cannon, Walter B. 1871–1945）によって「闘争逃避反応」（fight or flight response）と名づけられました。つまりストレスを受けると、HPA系により内分泌系が活性化され、SAM系により交感神経系が活性化されます。

さらに興味深いのは、こうした内分泌（ホルモン）系や神経系が免疫系にも影響を与えるという点です［図５・２］。免疫細胞の表面にはホルモンや神経伝達物質の受容体が存在します。また、ウイルスや細菌感染により免疫細胞から種々のサイトカインという物質が放出されると、サイトカインが内分泌系や神経系に影響を与えます。このように、神経系・内分泌系・免疫系は独立して働いているのではなく、互いに影響を及ぼしあいながら生体の恒常性（ホメオスターシス）を維持しているのです。こうしたメカニズムにより、心理的ストレスはわれわれの身体に実際に影響を与えます。

ところで、生物心理社会モデルが示唆するように、社会的要因も実際に身体に影響を与えるのでしょうか。この点に関する最近の研究を紹介したいと思います。例えば「孤独」（loneliness）という問題があります（詳細は第14講を参照）。日本でも、かつてのような大家族制は崩壊し、結婚しない独り暮らしの人たちや独り暮らしの高齢者も増えています。孤独の問題はこれからの日本において医学的にも重要なテーマです。なぜなら、孤独がうつ病をはじめとする精神疾患のみならず、高血圧などの

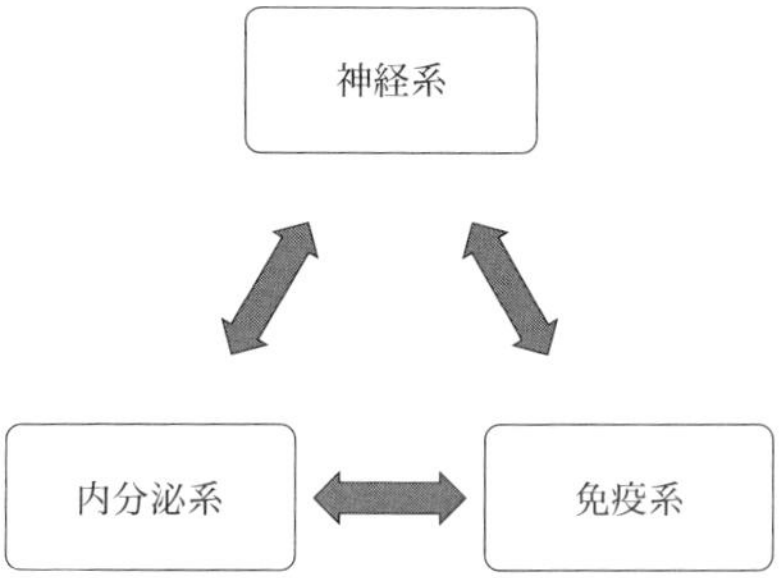

図５・２　**神経系・内分泌系・免疫系のつながり**
三つの系は、サイトカイン、神経伝達物質、ホルモンを介して関係しあう

身体疾患や免疫機能、さらには死亡率にも関与しているとの研究が増えているからです（Hawkley, L. C. and Cacioppo, J. T. 2010; Julianne Holt-Lunstand 2018）。また、貧困、雇用形態、教育歴なども、寿命や健康に影響を与えることも報告されるようになっています（川上憲人ら編 2015, ＮＨＫスペシャル取材班 2017）。このように、社会的要因も病気や健康を考えるうえで不可欠な観点です。

こうした科学的研究に支えられて、医師が患者さんを、生物・心理・社会という側面から「全人的」に理解することが現在の医学には求められています。このように、かつての医学が依拠していた生物医学モデルを批判して登場した生物心理社会モデルは、現在の医学に大きな影響を与えています。それはこれまでの生物医学が前提としていた考えの枠組み（概念枠）を変え、より包括的な見方を医療者に求めるものです。

では、人間を生物・心理・社会という三つの次元から考えれば十分でしょうか。最近では、新たな人間理解を要請するような概念が医学の中に定着しています。その一つが「全人的苦痛」(total pain) の考えです。

3 生物心理社会――スピリチュアルモデル――全人的苦痛の観点から――

生物心理社会モデルに対して、さらに人間固有の領域を明確にした医学概念として、緩和ケア

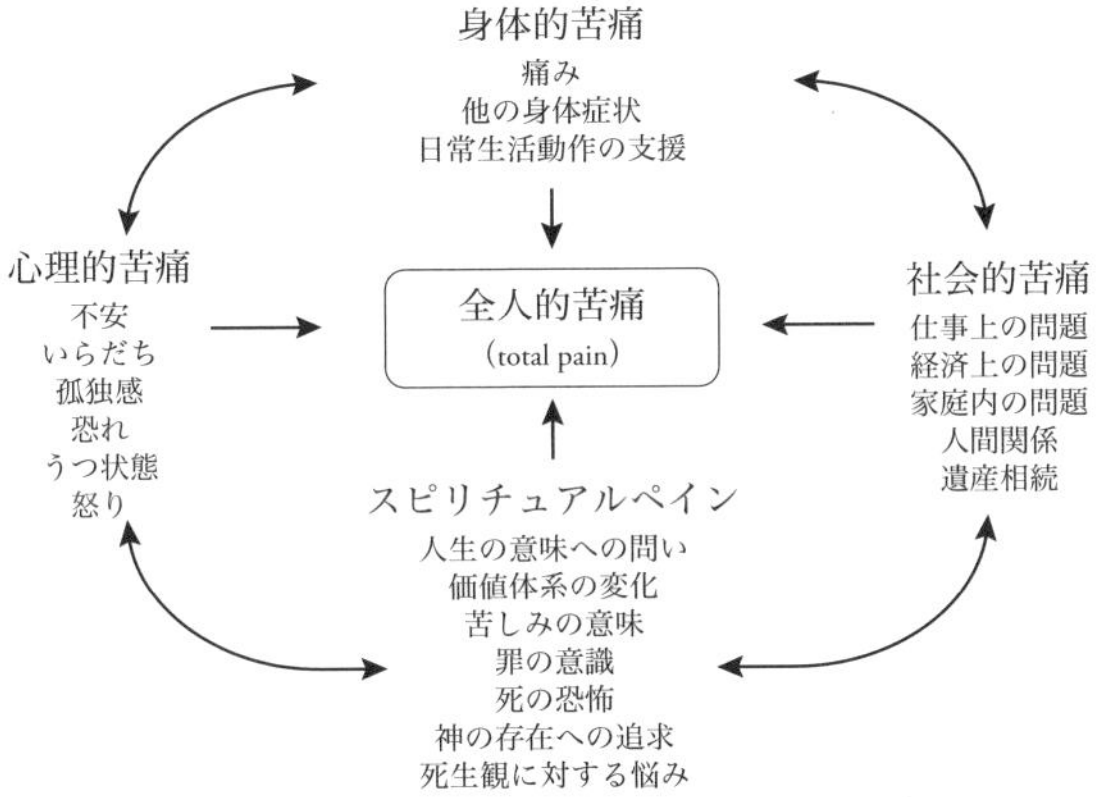

図５・３　**全人的苦痛**

淀川キリスト教病院ホスピス編『緩和ケアマニュアル第５版』、最新医学社、2007年、39頁。ただし、精神的苦痛は心理的苦痛と変更を加えた。

出典：杉岡『哲学としての医学概論』393頁

における「全人的苦痛」(total pain) という概念があります。全人的苦痛は、人間の苦痛が身体的苦痛のみならず、心理的苦痛、社会的苦痛、さらに「スピリチュアルな苦痛」(spiritual pain) の四つを含むものと考えます［図５・３］。日本医師会によると、スピリチュアルな問題は医療現場では「生きている意味や価値についての疑問」(日本医師会監修 2008, 八頁) と理解されています。重い病気になると「今までの自分の人生はいったい何だったのか」「人生に意味があるのか」「こうした病気になったのは大きな罪を犯したからではないのか」など、たくさんの疑問が生じます。しかし、こうした問いに対する答えはすぐに見つかるものではなく、患者さんはその答えが見出せずに苦しみます。この苦しみが「スピリチュアルペイン」と言われます。

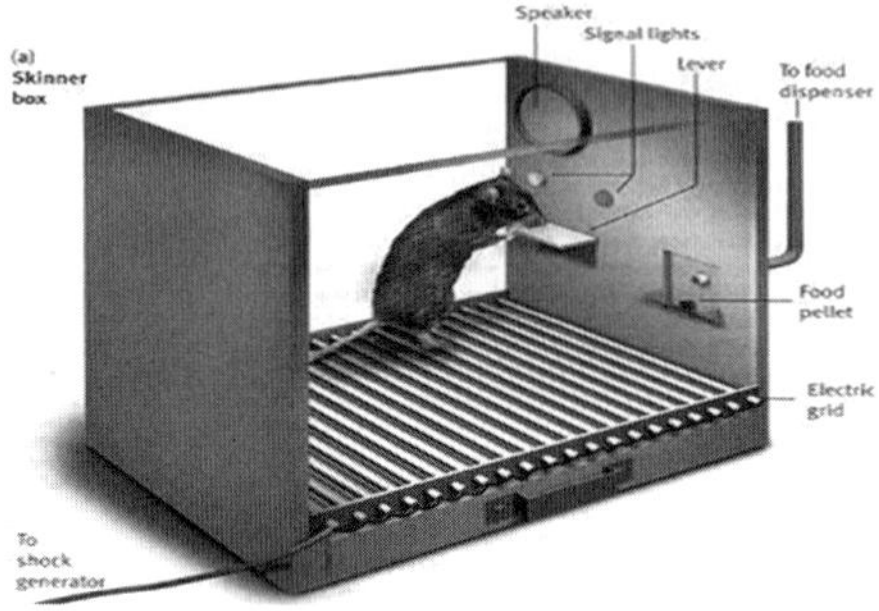

図５・４　**動物は生きる意味を問うか？**
―心理的次元と精神的（スピリチュアル）次元を区別する必要性―
出典　https://levelskip.com/misc/Skinners-Box-and-Video-Games

ところで、心理的苦痛とスピリチュアルペインの違いは何でしょうか。人間が人生や苦しみの意味を求めるとしても、それは心理的苦痛として理解してよいのではないでしょうか。実はここには、生物心理社会モデルの人間観に変更を迫る新たな（あるいは西洋では伝統的ともいえる）人間観が前提とされています。それは人間と動物を区別し、人間固有の精神的働きを明確にしようという考えです。

病気や苦しみの意味を考える点が、動物と人間を分ける大きな違いであると考えられます。著者は医学生にこの点を講義する際に、電気刺激を与えることができる箱（例えばスキナーボックス）に入れられたマウスの写真を提示します［図５・４］。箱（スキナーボックス）に入れられて、電気刺激を与えられるマウスは、なぜこのような箱に入れられたのか、何か悪いことをした罰なのだろうかなどと問うことはおそらくなく、ただ電気刺激の苦痛を回避するためにレバーを押すことを学びます。心の働きのうち、怒り、恐怖、不安、抑うつなどのいわゆる「情動」は動物にも人間にも共通して観察されます。解剖学的に考えれば動物にも人間にも共通する大脳辺縁系が関与している領域です。一方、人間は病気や自然災害などさまざまな苦しみに直面すると「なぜ私はこのような苦しみを受けないといけないのか」「この苦しみには何らかの意味があるのか」と問います。この人間固有の苦痛がスピリチュアルペインなのです。

このスピリチュアルペインという苦痛について、参考となる本を一冊あげておきます。それは愛する子供を病気で亡くすという自らの体験に基づいて書かれた『なぜ私だけが苦しむのか』という著書です。著者のクシュナー（Kushner, H. S. 1935–　）はラビ（ユダヤ教の教師）であり、その本には神への怒り、現代の宗教への疑問、彼自身が苦しみをどのように受容していったのかなどが、生々しく語られています。

全人的苦痛は「身体的、心理的、社会的、スピリチュアルという四つの側面から構成される」と、ただ頭で表面的に覚えるのではなく、こうした苦痛の概念の背後には、人間に対する見方（人間観）が前提とされていることに注意を向ける必要があるでしょう。それは、人間は動物とは違い、「生物心理社会的」（biopsychosocial）存在であるだけではなく、「生物心理社会スピリチュアル」（biopsychosocial-spiritual）な存在であるという、人間固有の領域を明確にした多元的な人間理解です。

ところで、もう一度［図5・3］を見てください。医師は、身体の苦痛に対しては、内科的・外科的にも様々な対処法をもっています。心理的苦痛に対しても、抗不安薬や抗うつ薬、認知行動療法などは大きな助けになります。しかし、スピリチュアルペインに対してはどのように対処すればよいのかは、難しい課題です。現在いくつかの緩和ケア病棟では、こうしたスピリチュアルペインに対処するために、医師や看護師、臨床心理士といった従来の専門職だけではなく、海外に倣い、牧師や僧侶などの宗教者が関わる動きも増えてきています。また、日本スピリチュアルケア学会などの団体だけではなく、東北大学や上智大学などの大学でも、スピリチュアルケアを行える人材の育成が行われています。

先に、緩和ケアあるいは緩和医療において全人的苦痛という概念が重視されていると述べました。緩和ケアやその意義についてここで少し説明をしたいと思います。緩和ケアとは、「治癒を目的とした治療に反応しなくなった疾患を持つ患者に対して行われる積極的で全体的な医療ケアであり、痛みのコントロール、痛み以外の諸症状のコントロール、心理的な苦痛、社会面の問題、霊的な問題（spiritual problem）の解決が最も重要な課題となる」（世界保健機関編 1993, 五頁）と定義されています。つまりこれまでの医学は病気の治療や延命を第一の目標とし、「患者の死は医学の敗北」であると考える傾向が強くありました。治療がうまくいかなかった結果が「死」なのです。よって医師は、死をできるだけ避けることを考えてきました。別の言い方をすれば、死に向き合うことを避けてきたといえるでしょう。しかし、どれほど医学が進歩しても人は死にます。よって、「死」の問題を医学という文脈の中でどのように考えるのか、また「人間が死すべき存在である」という当たり前の事実を認めたうえでの医療の在り方を今後もさらに模索することが不可欠です。死という事実を避けず、死にゆく人に何ができるのかを考え実践するのが緩和ケア・緩和医療といえます。ここに緩和ケア・緩和医療の意義があります。緩和医療はこれまで医学が避けてきた死の問題に向き合う医学なのです。緩和ケア・緩和医療は特別なものではありません。例えば厚生労働省のホームページには、「がん対策推進基本計画（平成二四年六月閣議決定）」における緩和ケアの位置づけについて、『がんと診断された時からの緩和ケアの推進』が重点的に取り組むべき課題として位置付けられています。がん患者とその家族が、可能な限り質の高い治療・療養生活を送れるように、身体的症状の緩和や精神心理的な問題などへの援助が、終末期だけでなく、がんと診断された時からがん治療と同時に行われることが求められています」との説明があります。[注]

注　https://www.mhlw.go.jp/stf/seisakunitsuite/bunya/kenkou_iryou/kenkou/gan/gan_kanwa.html

以上から、近代医学以降、以下の(1)→(2)→(3)のように、人間や疾患に対する理解の枠組み（概念枠）が変化してきているといえます。

(1)　「生物医学モデル」biomedical model
(2)　「生物心理社会モデル」biopsychosocial model
(3)　「生物心理社会―スピリチュアルモデル」biopsychosocial-spiritual model

そしてこのことは、医学における「人間についての理解の仕方」（人間観）の変化を反映しているのです。

4 生物心理社会―スピリチュアルモデルと生物心理精神社会モデル

これまで見てきたように、医学における人間の見方は、もっぱら病気や人間を生物学的観点から考える「生物医学モデル」から、エンゲルに代表されるように「生物心理社会モデル」へと拡大し、さらに全人的苦痛の背景には「生物心理社会―スピリチュアルモデル」という人間理解や疾患理解があることを示してきました。

ところで、次講でより詳細に論じますが、精神科医のフランクルもまた、これまで心理的領域に含まれていた人間固有の領域（精神的領域《スピリチュアル》）の重要性を強調しました。人間の精神は自由であり、生きる意味を求めるとフランクルは考えました。したがって、エンゲルのモデルとの関連で考えるならば、フランクルはこれまでの心理的領域から人間固有の領域を明確に取り出したという意味で、「生物心理社会モデル」→「生物心理精神社会モデル」（biopsychospiritualsocial model）へと、人間や疾患に対する見方を拡大したといえるでしょう。実際、筆者の『哲学としての医学概論』（二〇一四年）では四つの次元からの人間理解に基づくモデルを「生物心理精神社会モデル」と表現しました。

しかし、英語論文を検索するPubmedというサイトがありますが、そこを検索すると、biopsychospiritual model（生物心理スピリチュアルモデル）、あるいはbiopsychosocial-spiritual model（生物心理社会―スピリチュアルモデル）という表現は見当たりますが、biopsychospiritualsocial model（生物心理精神《スピリチュアル》社会モデル）という表現は見当たりません。「生物心理社会―スピリチュアルモデル」と「生物心理精神社会モデル」のいずれの表現も、ともにスピリチュアルな次元（spiritual dimension：精神的次元）を含めた四つの次元から病気や人間を理解しようという点では共通しています。ですから、この両者の表現の違いにこだわる必要はないのかもしれません。本書では「生物心理社会―スピリチュアルモデル」の表現で統一したいと思います。重要なのは「生物・心理・社会」だけではなく、現在の医学は病気や人生の意味を求める人間固有の領域、つまりスピリチュアルな次元も考慮に入れているという点です（生物心理社会―スピリチュアルモデルについては、第15講も参照）。

引用文献・参考文献

『哲学としての医学概論　方法論・人間観・スピリチュアリティ』

該当章　第7章

Engel, G. L. (1977) The Need for a New Medical Model: A Challenge for Biomedicine, *Science*, 196, 129–136.

Engel, G. L. (1992) How much longer must medicine's science be bound by a seventeenth century world view?, *Psychotherapy and Psychosomatics*, 57: 3–16.

Hawkley, L. C., Cacioppo, J. T. (2010) Loneliness matters: a theoretical and empirical review of consequences and mechanisms. *Annals of Behavioral Medicine*. Oct; 40(2): 218–27. doi: 10.1007/s12160-010-9210-8. Review.

Holt-Lunstad, J. (2018) Why Social Relationships Are Important for Physical Health: A Systems Approach to Understanding and Modifying Risk and Protection. *The Annual Review of Psychology*; 69: 437–458. doi: 10.1146/annurev-psych-122216-011902. Epub 2017 Oct 16. Review.

NHKスペシャル取材班（2017）『健康格差　あなたの寿命は社会が決める』講談社現代新書

川上憲人／橋本英樹／近藤尚己編（2015）『社会と健康　健康格差解消に向けた統合科学的アプローチ』東京大学出版会

クシュナー　H．S．（2008）『なぜ私だけが苦しむのか　現代のヨブ記』斎藤武訳、岩波書店

世界保健機関編（1993）『がんの痛みからの解放とパリアティブ・ケアーがん患者の生命へのよき支援のために』武田文和訳、金原出版株式会社

日本医師会監修（2008）『２００８年版　がん緩和ケアガイドブック』星海社

第6講　医学の人間観　II

——フランクルの人間観と次元的人間論——

前回（第5講）では、医学のモデルが、生物医学モデル→生物心理社会モデル→生物心理社会―スピリチュアルモデルへと変遷してきたことを理解しました。前回に引き続き、今回は、現代医学が人間をどのように理解しているのかについて、特にフランクルを取り上げながら考えたいと思います。

1　フランクルの人間理解

精神科医のフランクル（Frankl, V. E. 1905–1997）は、人間が「自由」を有する存在であると考えます。しかし、この自由には二つの意味があると考えます（フランクル 2002, 六三頁）。一つは一般に言われるように「～からの自由」です。「政治的支配から自由になる」「古い慣習から自由になる」というように。一方で人間には「～への自由」があるとフランクルは指摘します。例えば

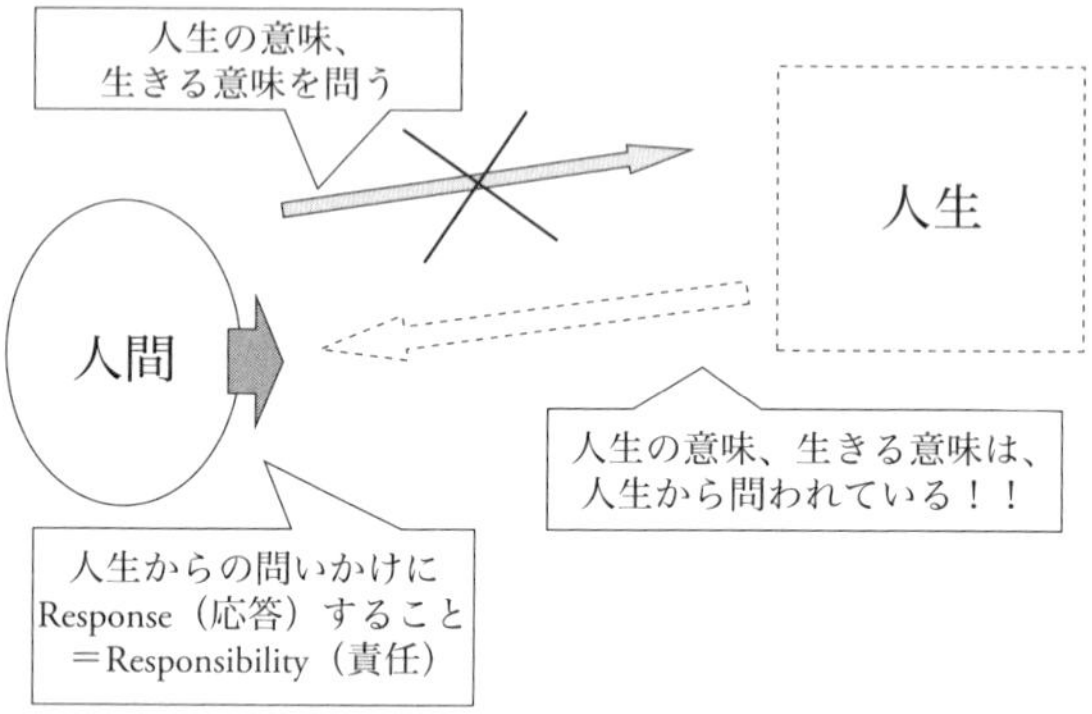

図6・1　**フランクルの考える人生の意味と責任**

出典：杉岡『哲学としての医学概論』223頁

最近では災害地へのボランティア活動を行う人も増えています。彼らは自分の意思で、つまり「自由に」奉仕することを求めています。このように、自由には「〜からの自由」と「〜への自由」があります。そして彼は、人間が「人生の意味を求める」こと、つまり「意味への意志」を「人間の生命の内にある根源的な力」であると考えました（フランクル 2004a, 五頁）。これはフロイトが人間を「性的な衝動に駆り立てられている」（快楽への意志）と考えたのと対照的です。

フランクルは、人間が「意味を求める存在」であると同時に、「すべての人間には生きる意味がある」また「無条件に生きる意味を有している」と考えました。そしてユニークなのは、その生きる意味は、人間が「人生の意味は何か」と問うのではなく、人間は人生から生きる意味を問われているのだと理解した点です。この視点の逆転を「コペルニクス的転回」と彼は呼びました（フランクル 2004b, 二一八頁）。そして、人生からの問いかけに対して応える（respond）ことが人間の責任（responsibility）であると考えました［図6・1］。日本語で「責任」というと、何か罰せられるようなイメージがどことなく付きまとうかもしれません。しかし、フランクルはその都度その都度、人生から問われている「課題」に応えることが人間の「責任」であると考えるのです。さまざまな病気、苦しみ、それらも人生からの問いかけです。そこから逃げることもできます。しかし、その状況、人生からの問いかけ、あるいは試練に応えることもできます。ここに人間の自由があります。人間は人生から常に問われているのです。この人生からの問いかけに応えることによって、われわれは自らの「人生の意味」を満たすことが出来るとフランクルは考えました。

2 生物心理社会―スピリチュアルモデル――フランクルの人間観から――

フランクルは、人間が「自由」であり、「生きる意味」を求める存在であると指摘し、この点が動物と人間を分ける大きな違いであると考えました。このフランクルの考えは、前回の全人的苦痛における「スピリチュアルペイン」について説明した内容と重なります。動物は、怒り・恐怖・不安・抑うつなどの情動反応を示しますが、人間はさらに病気や自然災害などさまざまな苦しみに直面すると「なぜ私はこのような苦しみを受けないといけないのか」「この苦しみには何

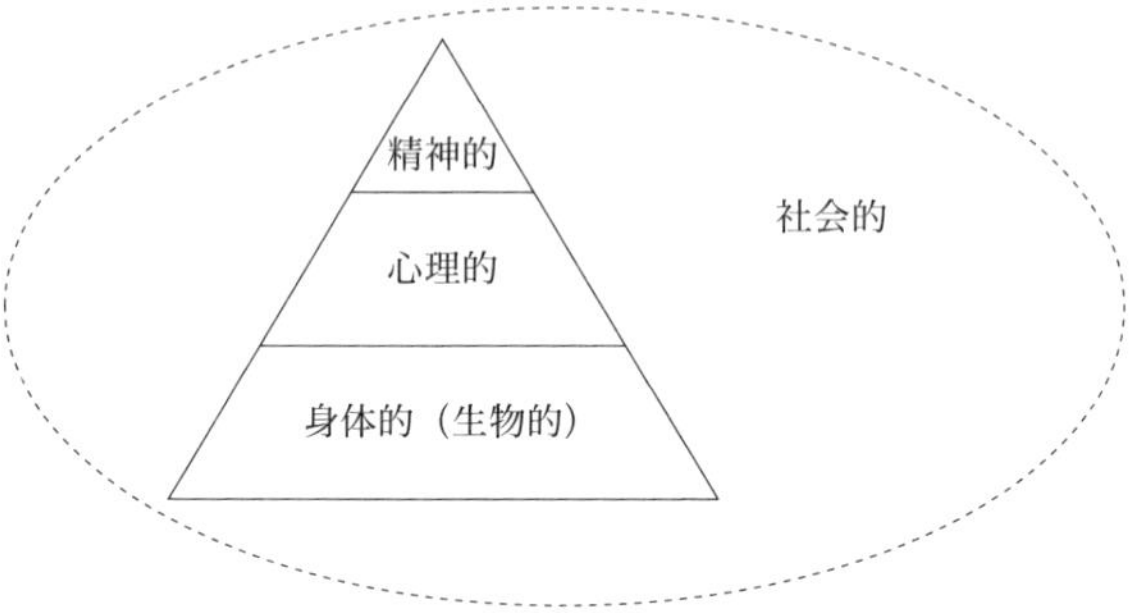

図6・2　**フランクルの人間論の図解例**

フランクルは人間を三の次元から考え、また社会との関わりを配慮する。特に人間存在の三つの次元はバラバラではなく、精神的次元が人間の統一性と全体性を基礎づけると考える。人間は「多様性にもかかわらずの統一」（unity in spite of multiplicity）である。こうした図解はあくまでも理解を助けるための一例であることに注意されたい。

出典：杉岡『哲学としての医学概論』226頁

らかの意味があるのか」と問います。フランクルは、人生の意味を求める人間固有の次元を精神的《スピリチュアル》次元として、それまでの心理的次元から明確に区別しました。それは精神的次元の重要性を明らかにするためです。

　注意を要する点ですが、フランクルは精神的次元を英語表記で noological dimension あるいは spiritual dimension と表記します。スピリチュアルペインの「スピリチュアル」(spiritual) と同じ表現です。ただし、フランクルによれば spiritual というのは必ずしも宗教的な意味を持たず、あくまでも人間固有の領域を意味します (Frankl 1988, p. 17; 2000, p. 28)。

　エンゲルと比較するなら、フランクルの人間観は [図6・2] のように図解できるでしょう。彼は、それまで心理的次元の中に埋没していた人間固有の領域（精神的次元）を明確に取り出し、その精神的次元の働きに注目した精神療法や医学を構築しようとしました。フランクルは人間を生物的次元、心理的次元に加え、精神的次元を有すると理解します。これらの次元はそれぞれ異なっていますが、しかし一人の人間の中では統一されているのです。このような理解に基づいて、彼は人間を「多様性にもかかわらずの統一」（unity in spite of multiplicity）と理解しました（Frankl 1988, p. 22）。もちろん、精神科医であるフランクルは、人間が社会的存在であることもしっかり理解していることは言うまでもありません。

例えば「神経学と精神医学の二つの分野の教授としての私には、人間が生物学的、心理学的、社会学的な条件に、どれだけ支配された存在であるかがはっきりわかっている」（フランクル 1999, 六八頁）と明確に述べています。これは、エンゲルの生物心理社会モデルと同じ枠組みです。しかし、繰り返しになりますが、フランクルは心理的次元だけではなく精神的次元の存在を認めます。つまり、前回の全人的苦痛（トータルペイン）の背後に前提とされていた人間観同様、フランクルは人間を「生物心理社会―スピリチュアル」（biopsychosocial-spiritual）あるいは「生物心理精神社会的」（biopsychospiritualsocial）な存在として多元的に理解すると同時に、次元間の統一を強調します。

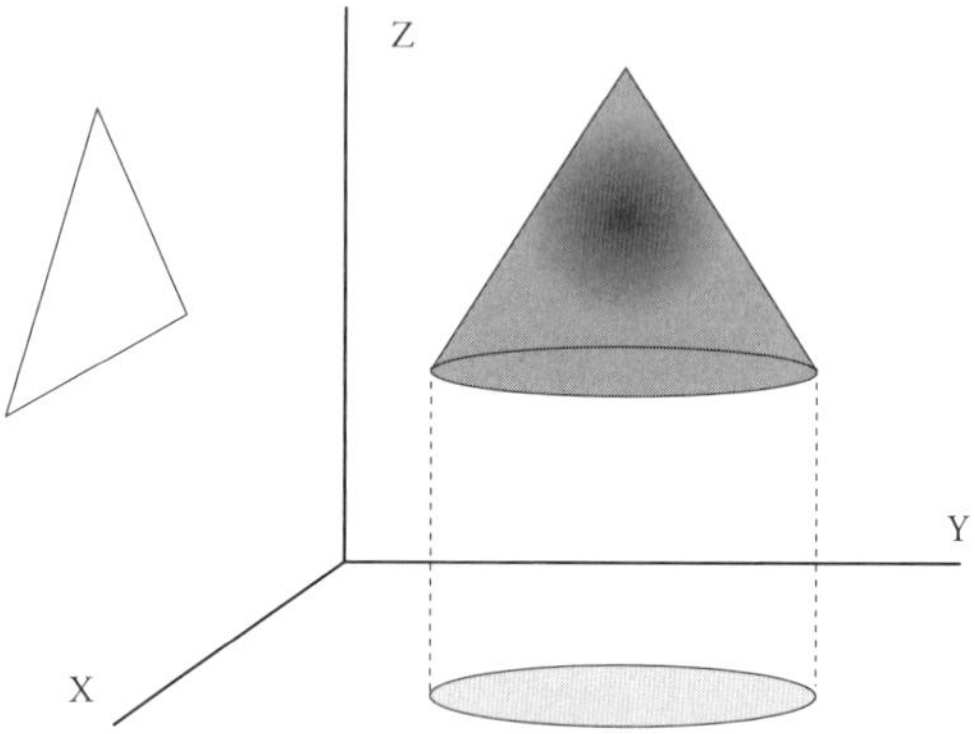

図6・3　**次元的人間論理解のための図解**
出典：杉岡『哲学としての医学概論』227頁

3　次元的人間論

人間の諸次元（身体的、心理的、精神的次元）を区別しながらも（存在論的差異）、その次元間が全体として統一されているとする人間観を、フランクルは「次元的人間論」（dimensional anthropology）あるいは「次元的存在論」（dimensional ontology）とも呼びました（Frankl 1988, p. 22）。そして彼は、精神的次元とは人間固有の次元で「生きる意味」と関わる領域であり、人間全体の統一を可能にするのはこの精神的次元であると考えました。

次元的人間論では、生物学や心理学をはじめとする諸科学が提示する内容は、包括的な人間像ではなく、あくまでも人間を一つの側面からとらえた投影像であると考えます。例えば、人間を三次元の円錐と比喩的に考えた場合、ＸＹ平面上に投影すれば円となり、Ｚ

X平面上に投影すれば三角形が得られます［図６・３］。しかしそのいずれの投影図も本来の円錐ではありません。科学が描く人間像は、このようにそれぞれの科学的平面への投影図に喩えられるとフランクルは指摘します。

次に、［図６・３］の円錐の横に、円柱があると仮定します。この円柱をXY平面上に投影すると、円錐の場合と同じく円となります。本来円錐と円柱は全く別のものなのに、XY平面上ではその差異が見えなくなってしまいます。このことは、臨床的な問題とどのようにつながるのでしょうか。例えばフランスには、病気が癒されると信じられている「ルルドの泉」があります。その泉はベルナデッタ（Bernadetta, 1844–1879）という少女が、聖母マリアに出会い、そのお告げによって手を触れた場所から泉が湧いたことが始まりだとされています。ベルナデッタは、聖母マリアの幻覚が見える精神的な病気に罹患していたのでしょうか。ベルナデッタの脳内の変化を脳科学的に調べれば、幻覚をともなう精神疾患の患者の脳内の変化と同じような変化が起こっており、両者を区別することはできないのかもしれません。つまり、脳科学という平面に投影された両者の脳内の変化は、ちょうど円錐と円柱を図のXY平面に投影した場合と同じように、おそらく区別できないのです。しかし、だからといってベルナデッタも「精神病患者にすぎない」のでしょうか。

フランクルが批判するのは、例えば「人間の精神とは脳の活動に過ぎない」という主張のように、それぞれの領域の科学者が自らの研究領域で前提とされている人間像を過度に一般化することです。つまり、本来限られた領域で明らかになった事実を他の領域にまで過度に拡大するとき、生物学は生物学主義となり、心理学は心理学主義に、社会学は社会学主義となるとフランクルは指摘します。これらの「科学主義」は、比喩的に言えば二次元の平面図を三次元の立体図であると主張する間違いを犯しているだけではなく、「〜にすぎない」と主張することによって「人間の自由を隠蔽し、またそのことによって人間が責任ある存在であることを隠蔽する」(フランクル 2002, 八一頁)と、フランクルは批判します。

このように次元的人間論は、それぞれの科学が描く人間像が、各々の科学的地平に投影された投影像であることを教えてくれます。注意したいのは、そこでの円や三角形などの平面図(投影図)そのものが、正しくないとか間違いであるというわけではありません。フランクルが注意を促すのは、その平面図が、人間を比喩的に表す立体としての円錐そのものではなく、あくまでもある科学的な視点あるいは方法論によって見出された人間像の一部(投影図)だという当たり前の事実なのです。

以上から、フランクルの次元的人間論は、人間論と科学論の二つを包含したものであると言えます。つまり、

(1) 身体・心理・精神という三つの次元の存在論的差異と次元間の統一を主張する人間論
(「身体的—心理的—精神的な統一体にして全体」)

(2)　それぞれの科学は人間全体を理解するものではなく、各々の科学的地平に投影された投影像をあつかうとする科学論

という考えです。言うまでもありませんが、これは科学否定ではありません。フランクルは科学の重要性を十分理解しています。ただし、科学はそれぞれの科学的方法に基づいて人間を理解するという点で、人間全体を対象としていないという事実をフランクルは示そうとしているのです。科学的認識には限界があることへの無自覚が、先に見たように、科学の極端な一般化を招き、イデオロギーと化すのです。フランクルが批判するのは、科学の「専門化」(specialization)ではなく、科学の「極端な一般化」(terrible generalization)であるということを再度確認したいと思います。ベルクソンの考えを用いるなら、科学の本来の使命は実在の認識ではなく、対象に働きかけるため（支配／管理するため）でした（本書第１講参照）。科学論と人間観を射程に入れたこの次元的人間論は、医学における様々な問題を考えるうえで非常に重要であり、今後、医学の問題を考える際に多く参照されるべき概念であると筆者は考えています。

4　実存的空虚感とロゴセラピー

さて、フランクルの人間観から、具体的にどのような医療が可能となるのかを考えてみたいと思います。彼は「人生の意味への問い」が見出せない無意味感と空虚感を「実存的空虚」（existential vacuum: Frankl 1988, p. 83）と名づけました。「フロイトの時代とは異なり、現代人は、性的欲求不満ではなく実存的欲求不満に悩んでいる」（フランクル 1997, 四頁）とフランクルは指摘しています。彼は、主として実存的空虚に苦しむ患者に対する治療法をロゴセラピー（logotherapy）と名づけました。

ロゴセラピーにおけるロゴス logos とはギリシャ語で「意味」を表しています。つまり、ロゴセラピーは「患者が自らの人生の中に意味を見出すのを援助することを任務」とし、「患者の実存の隠されたロゴスを彼に気づかせるもの」（フランクル 2004a, 一四頁）です。ところで、例えば甲状腺機能低下症の患者には甲状腺ホルモンを投与して不足しているホルモンを補います。しかし、生きる意味を治療者が与えることはできません。人生の意味についてフランクルは、「人生には意味が存在」し、「その人生の意味はすべての人に開かれて」おり、「どんな条件のもとであれ、人生の意味は存在」し、「人生は、文字通り、最後の瞬間まで、最後の一息まで、意味で満たされているのである」（フランクル 1999, 五七–五八頁）と考えます。「人生に意味がある」とする前提は、ロゴセラピーの基本的原則なのです。もちろん、「人生に意味があるなんて証明できない」との反論もあるでしょう。これに関してフランクルは、「ロゴセラピーの立場から言えば、とくにセラピーということを強調して言えば、この問題を、功利主義的にとは言わないまでも、実用主義的に解決する権利が臨床医にあるとは言えるでしょう。つまり、有効であると実際に示されるものが真実だと臨床医は考えてもいいでしょう」（フランクル 1997, 一一三頁。傍点は引用者による）と説明しています。

ロゴセラピーは患者が自らの人生に意味を見出すことを援助します。しかし、病んだときだけではなく、一般に私たちが自らの現存在を意味で満たすのは、価値を実現することによってであるとフランクルは述べます。それは具体的にどのような内容でしょうか。

5　三つの価値——創造価値・体験価値・態度価値——

人間が探求する病気の意味や生きる意味——これらの意味は、どのようにして満たされるのでしょうか。フランクルは、価値を実現することによってそれが可能になると考えました（フランクル 2004a, 一一九頁以降参照）。この価値には三種類あり、一つは、「何かを創造すること、つまり私たちが何らかの仕方で世界を形成すること」であり、それを「創造価値」と名づけました。

第二は、「私たちが何かを体験すること、つまり私たちの内面が存在の美や真理によって貫かれること」であるとし、それを「体験価値」と名づけました。第三は、「苦悩すること、つまり存在に耐えること、運命に耐えること」であるとし、それを「態度価値」と名づけました。以下では臨床現場で特に大切だと思われる態度価値について説明します。

フランクルは、広告デザイナーとして活動的に働いていた若い男性が悪性の脊髄腫瘍になった症例を紹介しています。彼は、手足に麻痺が生じ、それまでの創造価値を奪われました。しかし、彼は絶望の中で過ごすだけではなく、本を読んだりヘッドホンをつけて音楽を聞いたりする体験価値を実現しました。その後、病気は進行し、読書をはじめとする体験価値も奪われます。ある夜の回診の際、その男性は、フランクルを呼び止め、死の直前の苦痛を和らげるためのモルヒネの注射を「今」してくれと頼みます。それは、夜間にフランクルや看護師を起こして迷惑をかけたくないという配慮からでした。フランクルはこの患者に関して次のように述べています。「こういうさりげない言葉、このようにまわりの人のことを思いやる気持ちを見てください。まぎれもなく死ぬ数時間前のことです。ここに素晴らしい業績があります。職業上の業績ではないにしても、人間らしい無比の業績があります」(フランクル 1993, 七六頁)。

こうした三つの価値を可能にするのは精神的次元です。医療者は患者さんの精神的《スピリチュアル》次元を見失うとき、「身体的、心理的にはこの患者さんにもう治療法はない」と、無力感に襲われ、匙を投げたくなることがあるかもしれません。しかし、がんの末期状態などでも、患者さんはその変えられない心身の状態に対して、精神的な態度は変えることができるのです。「精神は病気になることはない」とフランクルは考えます（フランクル 2000，一二〇頁）。変えられない運命、病気に対して、患者さんがどのような態度をとるのか、その素晴らしい人間的業績が成し遂げられるように、医師は患者さんの精神的な力を信じ、寄り添い、励ますことができます。そして、実は一人ひとりの患者さんのすばらしい人間的業績を最後まで見届けるという感動を味わえる喜びが医療者には与えられているのです。

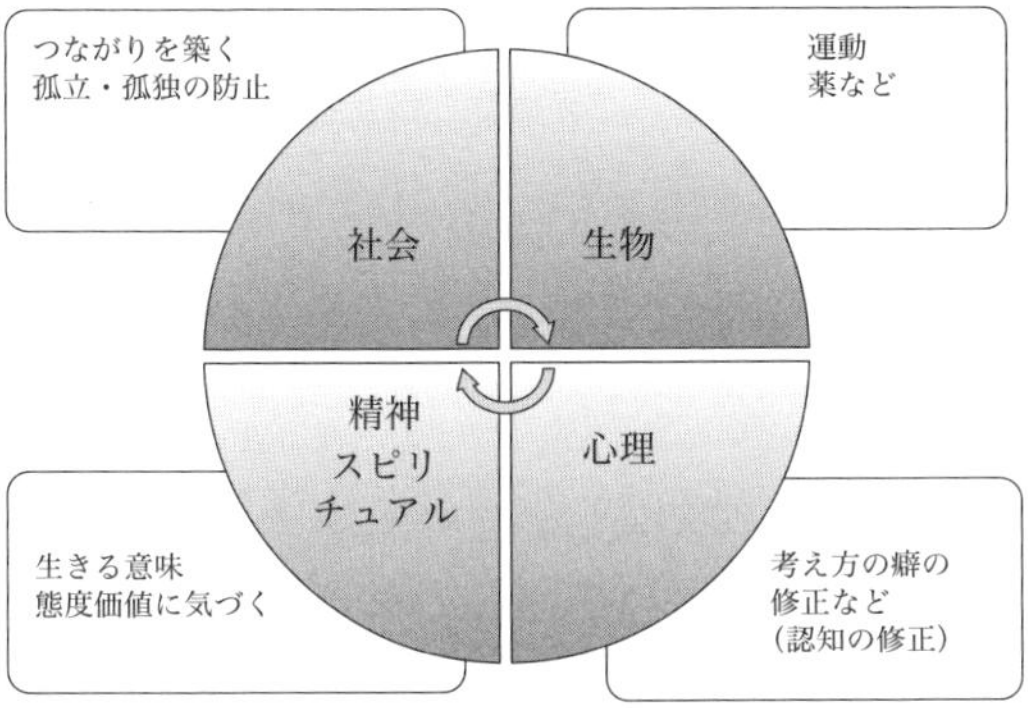

図６・４　**多元的医学モデルに基づいた「心身の健康」をめざすアプローチの例**

6　生物心理社会―スピリチュアルモデルに基づくアプローチ

これまでの議論を踏まえ、例えば「心身の健康」という問題を考えるとき、［図６・４］のように図解することもできるでしょう。つまり、四つの次元へのアプローチが可能です（もちろん、その他にここには記されていない様々な介入法もあると思います）。特に、「運動」は非常に重要であり、例えばうつ病患者を対象として一回四五分の運動を週に三回行うことは、抗うつ薬と同じ程度の効果があるとの論文もあります（Blumenthal, J. A., et al. 2007）。また、運動の効果をわかりやすくまとめた著書（レイティ 2009）も出版されていますから、ぜひ参照してください。さらに、精神的《スピリチュアル》次元に関わる「生きる意味」と寿命の関係を調べた疫学研究（Cohen, R., et al. 2016）や、宗教と健康の関係を調べた研究も多数発表されています（Koenig, H. G., et al. 2012；コーニック 2009）。

かつてのように、実験室での基礎研究こそが科学的であり、人間は生物学的存在であると考える過去の医学（生物医学）から、臨床疫学に基づく研究とより多元的な人間観に基づく医学へと、現在の医学は大きく変化してきているのです。

引用文献・参考文献

『哲学としての医学概論——方法論・人間観・スピリチュアリティ』
該当章　第９章、第10章

Blumenthal, J. A., et al. (2007) Exercise and pharmacotherapy in the treatment of major depressive disorder. *Psychosomatic Medicine.* 69 (7) : 587–96.

Cohen, R., et al. (2016) Purpose in Life and Its Relationship to All-Cause Mortality and Cardiovascular Events: A Meta-Analysis, *Psychosomic Medicine.* 78 (2) : 122–33.

Frankl V. E. (1988) *The Will to Meaning: Foundations and Applications of Logotherapy*, Meridian.
Frankl V. E. (2000) *Man's Search for Ultimate Meaning*, Basic Books.
Koenig, H. G., et al. (2012) *Handbook of Religion and Health*, 2nd ed. Oxford University Press.
コーニック　H．G．（2009）『スピリテュアリティは健康をもたらすか―科学的研究に基づく医療と宗教の関係』杉岡良彦訳、医学書院
フランクル　V．E．（1993）『それでも人生にイエスと言う』山田邦男・松田美佳訳、春秋社
フランクル　V．E．（1997）『宿命を超えて、自己を超えて』山田邦男・松田美佳訳、春秋社
フランクル　V．E．（1999）『〈生きる意味〉を求めて』諸富祥彦監訳、春秋社
フランクル　V．E．（2000）『制約されざる人間』山田邦男監訳、春秋社
フランクル　V．E．（2002）『意味への意志』山田邦男監訳、春秋社
フランクル　V．E．（2004a）『意味による癒し』山田邦男監訳、春秋社
フランクル　V．E．（2004b）『苦悩する人間』山田邦男・松田美佳訳、春秋社
レイティ　J．J．（2009）『脳を鍛えるには運動しかない』野中香方子訳、ＮＨＫ出版

第7講　医療倫理と医療制度　I

――医療倫理はなぜ必要なのか――

第7講と第8講では、医学の全体像〔図2・3〕の三つ目の座標軸、つまり医療倫理と医療制度の問題を取り上げたいと思います。

1　医学・医療に倫理がなぜ重要か

倫理を無視した医療はあり得ません。医療で倫理はなぜそれほど重要なのでしょうか。その根本的な理由は、医学は「人」を対象とするからです。この点に関して第2講でも引用したように、医学概論の澤瀉久敬は、医療は人間である医師が人間である患者に対して働きかける術、即ち「他人を自主性と自由を持つ人格者として取り扱い、行為する事である」という意味で「仁術」であると述べました（澤瀉 1960, 五頁）。さらに、医学は人間を対象とするゆえに「医学は道徳的な人類愛と、宗教的な慈悲或いは救いの観念なくしては正しくは成立しないのである」（同、五頁）と指摘し、こうした態度を「医道」というなら「医道なくしては医学は無用有害な術と化する恐れをもつ」（同、五頁）と、医学における医道（医療倫理）の必要性を訴えました。

ところで、医学哲学と医療倫理の関係はどのようなものでしょうか。澤瀉は「何故医師にそのような道徳的行為が要求されるかということは、医学という学問の本質に由来する。とするなら、医の倫理より前に先ず医の本質を論ずる医学の哲学がなければならないのである。要するに医道論は医学概論の一部であって、医学概論そのものではない」（澤瀉 1981, 二五七頁）と説明しています。この指摘は現代において非常に重要であることを強調したいと思います。なぜなら、医療倫理が医療系の大学で広く教えられている今日、医療倫理が医学哲学にとって代わるものだとの誤解もあるからです。しかし、澤瀉ははっきりと医学哲学（医学概論）と医療倫理を区別し、医療倫理より前にまず医学哲学が必要であると明記しているのです。

以下では、現代医学で医療倫理が必要とされてきた経緯について、⑴医学の負の歴史、⑵医師患者関係の変化と患者の権利、⑶医療技術の進歩の三つの観点から考えたいと思います。

2　医学の負の歴史から研究倫理・医師の倫理へ

医学の歴史を振り返ると、医学は抗生物質を発見・開発し、麻酔薬・消毒薬・輸血法を発見して安全な手術を可能にしてきました。最近ではｉＰＳ細胞作製技術によって将来的にはこれまで難治とされていた病気や怪我による後遺症（例えばパーキンソン病や脊髄損傷）の治療が可能となったり、あるは機能不全に陥った臓器も作製できるかもしれないという期待がもたれています。これにより、将来的には脳死状態からの臓器移植が不要となり、ドナーからの臓器提供を待たずして拡張型心筋症などの病気で苦しむ患者さんを救えるかもしれません。しかし、医学の歴史はこうした輝かしい発展の歴史ばかりではありません。特に、第二次世界大戦中には、ナチスの下で働いた医師たちがユダヤ人に人体実験を行いました。そこではユダヤ人たちは単なる実験動物・道具・物として扱われたのです。『人間性なき医学――ナチスと人体実験』という本からその概要をいくつか引用したいと思います。

(1)　毒ガス実験：毒ガス（マスタード・ガスとフォスゲン）による被害を受けた際に、効果的な治療法を開発するための人体実験が行われた。被験者は毒ガスを肌に塗られたり、ひどいやけどを負ったり、ガス室でフォスゲンに暴露させられ、窒息死するなどの結果となった。

(2)　断種実験：これには、医薬品による断種・不妊、レントゲンによる断種・不妊、子宮内に薬剤を注入するという不妊の人体実験などが、すべてのユダヤ人を地上から抹殺するという目的を実現するために行われた。

(3)　低体温実験：例えば、冷たい海に墜落した空軍の人間をどうすれば助けることが出来るか。その課題を解決するために、ユダヤ人たちは耐寒飛行服を着せられて冷水のタンクに何時間もつけられた。死亡者は解剖され、その結果は詳細に記録された。

このように、極めて非人道的な実験が行われていたのですが、その際の医学者たちはおそらく「治療法を開発する」「効果的な断種法を開発する」などの研究目的に邁進したのでしょう。恐ろしいことですが、医学者をはじめすべての人間はそのような罪を犯す可能性を常にはらんでいることをわれわれは改めて自覚しなければなりません。そして、人を対象とする医学はそのような罪を犯す危険と最も隣り合わせの学問であるといえるでしょう。だからこそ、医療倫理が医学では極めて重要な問題となるのです。

第二次世界大戦のナチスによる人体実験の反省に基づいて、戦後、「ニュルンベルク綱領」が発表されました（一九四七年）。これは臨床研究を行う際に是非必要な決まり事（ルール）を定めようとしたもので、「被験者の自発的な同意が絶対に必要」「死亡や障害を引き起こすことがあらかじめ予想される場合、実験は行うべきではない」「被験者は実験を中止させる自由を有する」などの一〇項目から成ります。その後、世界医師会は一九六四年に「ヘルシンキ宣言」（人間を対象とする医学研究の倫理的原則）を発表します。最新版は二〇一三年に改正が行われました。このヘルシンキ宣言は非常に重要で、現在では人を対象とする医学研究を行う場合に、この宣言に基づいて行う必要があります。また、各大学や研究所に設置された研究倫理委員会に「研究計画書」を提出し、研究開始前に研究の承認を得なければなりません。このことも、ヘルシンキ宣言の中に明示されています。実際に、その研究結果を学術論文に発表する際には、研究倫理委員会での承認を得て行われた研究であることを記述しなければなりません（承認を得ていない研究に基づく論文は学術雑誌に掲載できません）。このように、第二次世界大戦後の「ニュルンベルク綱領」も世界医師会による「ヘルシンキ宣言」も共に、人を対象とする研究を行う医師あるいは研究者が守るべきルールや手続きを示しています。

その一方で、医師の倫理（職業倫理）を記したものが過去においては「ヒポクラテスの誓い」であり、看護師の倫理的な行為については「ナイチンゲール誓詞」が有名です。また、世界医師会による「ジュネーブ宣言」（一九四八年にジュネーブで採択。その後修正を重ね、最新版は二〇〇六年に発表）、同じく世界医師会による「医の国際倫理綱領」（一九四九年に採択。その後修正を重ね、最終版は二〇〇六年に発表）、日本医師会による「医師の職業倫理指針　第3版」（二〇一六年）などがヒポクラテスの誓いの現代版に当たる言えます。[注] 例えば「医の国際倫理綱領」には、「医師の一般的な義務」「患者に対する医師の義務」「同僚医師に対する義務」の三つの項目があり、特に「医師の一般的な義務」では「医師は、人間の尊厳に関する共感と尊敬の念をもって、十分な専門的・道徳的独立性により、適切な医療の提供に献身すべきである」など一二項目が記されています。

このように、過去の医学の反省を踏まえ、研究倫理や医師の職業倫理の必要性が強調されるようになりました。

注　「ヘルシンキ宣言」「ヒポクラテスの誓い」「ジュネーブ宣言」「医の国際倫理綱領」「医師の職業倫理指針」「ＷＭＡ医の倫理マニュアル」などは、日本医師会のホームページからダウンロードすることが出来ます。

3　医師患者関係の変化と患者の権利

こうした研究倫理や医師の職業倫理の重要性が自覚されるとともに、患者の権利が尊重されるようになりました。患者の権利が尊重される背景には医師患者関係（患者医療者関係）の変化があることは見逃されてはならないでしょう。かつて医師と患者の関係は父親と子供の関係に譬えられると考えられていました。つまり、医師は病気に関する専門知識と治療技術を持ち、患者は病気で苦しむ弱い子供のような立場なのだから、患者は医師の判断に任せていればよい、そして医師は患者のために温情をもって適切な医療を施してくれるとの考えです。こうした医師と患者の関係は、パターナリズム（paternalism：父権主義、温情主義）と呼ばれます。しかし、一九五〇年代から米国で活発になった公民権運動（アフリカ系アメリカ人による差別撤廃と市民としての自由

1．良質の医療を受ける権利
2．選択の自由の権利
3．自己決定の権利
4．意識のない患者
5．法的無能力の患者
6．患者の意志に反する処置
7．情報に対する権利
8．守秘義務に対する権利
9．健康教育を受ける権利
10．尊厳に対する権利
11．宗教的支援に対する権利

注）日本医師会ホームページ http://www.med.or.jp/wma/lisbon.html より。リスボン宣言の詳細は同ホームページ参照。

表７　**患者の権利に関するWMAリスボン宣言**

や権利を求める運動）の影響もあり、一九六〇年代から特に「患者の権利」が重視されるようになりました。患者は医師に治療を任せるのではなく、どのような治療を受けるのか、その治療の危険性、それ以外の方法はないのかなどを「知る権利」があります。そしてその情報に基づいて、患者自らが受ける治療を決める権利（自己決定権）があります。医師は患者にインフォームド・コンセント（informed consent：説明を受けたうえでの同意）を行うことが重要であると考えられるようになりました。インフォームド・コンセントを初めて患者の権利として記したのはアメリカ病院協会の「患者の権利章典」（一九七三年）です。次いで、世界医師会は「患者の権利に関するＷＭＡリスボン宣言」を一九八一年に採択しました（一九九五年及び二〇〇五年に修正）。ここでは「医師が是認し推進する患者の主要な権利」が述べられています［表７］。

さらに、最近ではインフォームド・コンセントではなく、インフォームド・チョイス（informed choice：十分な説明を受けたうえでの選択）の概念が注目されています。インフォームド・コンセントでは、医師が自分がよいと考える治療法を患者に説明し、患者にその治療法を納得させるというニュアンスがあります。しかし、インフォームド・チョイスでは、治療法の説明を受けた後で、どの治療を選ぶのかは患者です。患者の意思決定により重きを置いた概念がインフォームド・チョイスであり、患者の自己決定権がより尊重されているといえます。また、患者と医療者が協同しながら、患者にとって最善の方法を模索していくシェアード・ディシジョン・メイキング（Shared Decision Making: SDM）という概念もあります。これは医師が患者に医療情報を提供するとともに、患者も自らの考えや不安を医師に伝え、どのような問題解決法がよいのかを共に見つけ出そうとする考えです。

このように、医師患者関係（患者医療者関係）は、かつてのパターナリズム（父権主義・温情主義）に基づく関係から大きく変化してきました。具体的には患者の知る権利に配慮したインフォームド・コンセントの概念が台頭し、さらに現在ではインフォームド・チョイスやＳＤＭが臨床現場で重要性を増しています。

4　医療技術の進歩と医療倫理

医療倫理の問題を、⑴「医学の負の歴史」、⑵「患者の権利の台頭」という観点から考えてきました。ところで、医療倫理の問題を顕在化させているのは言うまでもなく⑶「医療技術の進歩」です。医療技術の進歩によって、臨床現場で様々な倫理的問題が生じてきました。以下では、医療技術の進歩によって顕在化した医療倫理の問題のいくつかを概観したいと思います。

4．1　人工呼吸器

医療倫理の歴史上有名な話題としては、カレン・クィンラン事件があります。二一歳のカレン・クィンランはパーティでアルコールと抗不安薬を内服し、意識を失い、無呼吸状態となりました（一九七五年）。搬送先の病院で人工呼吸器が取り付けられました。しかし、回復の見込みに乏しく、苦しそうな娘の姿を見た両親が人工呼吸器を取り外すことを病院に要求しますが、病院側は拒否。両親は訴訟を起こし、最終的に最高裁で両親の訴えは認められ、人工呼吸器は取り外されました（その後も、自発呼吸があり彼女は九年間生き延びました）。この事件ではそもそも「人工呼吸器」の開発がなければ、裁判は起こされなかったわけです。

その後、日本でも人工呼吸器を医師が取り外したことが問題となりました。富山県射水市民病院事件と呼ばれるケースでは、二〇〇〇年から二〇〇五年の間に当時の外科部長らが患者七名の人工呼吸器を取り外し、その患者が死亡したとして、富山県警は外科部長を含む医師二名を殺人罪で書類送検しました（二〇〇八年）。結局、富山地裁は医師を不起訴としています（二〇〇九年）。現在では、「人工呼吸器の取り外し」の問題を含め、「人生の最終段階における医療・ケアの決定プロセス」に関し厚生労働省からガイドラインが作成されています。[注] 例えば、その中では「本人による意思決定を基本とする」「医療・ケア行為の中止等は、医療・ケアチームによって医学的妥当性と適切性を基に慎重に判断すべき」「積極的安楽死は、本ガイドラインでは対象としない」ことなどが明記されています。

注　厚生労働省「人生の最終段階における医療・ケアの決定プロセスに関するガイドライン」（二〇一八年）https://www.mhlw.go.jp/file/04-Houdouhappyou-10802000-Iseikyoku-Shidouka/0000197701.pdf（アクセス日二〇一九年七月六日）

繰り返しになりますが、人工呼吸器をはじめとする医療の進歩で、本来なら亡くなっていたはずの人々が生きながらえるようになりました。しかしこのことは、「ただ生きている（ようにみえる）だけで果たして人間は幸せなのか」という、哲学的あるいは宗教的ともいえる難しい問題をわれわれに突きつけています。おそらくこの問いに正解はありません。各個人が、自分の望む最期の在り方を普段から考え、家族や親しい人たちと相談しておくことも必要だと思われます。この点に関して厚生労働省は「自らが望む人生の最終段階における医療・ケアについて、前もって考え、医療・ケアチーム等と繰り返し話し合い共有する取組」を「アドバンス・ケア・プランニング（ＡＣＰ）」と名づけ、具体的な進め方を示したパンフレットを作成し、啓発活動を進めています。[注]

注　厚生労働省「自らが望む人生の最終段階における医療・ケア」https://www.mhlw.go.jp/stf/seisakunitsuite/bunya/kenkou_iryou/iryou/saisyu_iryou/index.html（アクセス日　二〇一九年七月六日）

４．２　体外受精

医療技術の進歩により、体外受精が一九七八年に可能となりました。これにより、たとえば子供を望む夫の精子と妻の卵子を取り出し、実験室内にて顕微鏡下で受精させ、その受精卵を妻の子宮内に着床させるだけではなく、第三者の子宮内に着床させて、遺伝的に自分たちの子供をつくることが可能となりました（代理母出産）。代理母の存在は、子供を望む両親にとっては大きな喜びかもしれませんが、出産を行う女性（代理母）が死亡する可能性もゼロではありません。また、こうした代理母が出産を行うことで収入を得るということは、人身売買に当たるのではないかとの批判もあります。代理母をビジネスとして斡旋する組織も出現しています。その場合、特に経済的に貧しい国々の女性がこうしたビジネスに関わることに、疑問を投げかける人もいます。さらに、たとえば夫婦の女性側の問題で出産が困難なケースの中には、代理母が子宮だけではなく自らの卵子も提供する場合があります（サロゲート・マザー）。この場合、子供は遺伝的にはその夫と代理母の子供です。つまり、夫が妻以外の女性との間に子供をもうけたことになります。また、代理母は出産後に子供に強い愛情を感じ、引き渡しを拒否したケースがありました。例えば、ベビーM事件として知られるケースでは、一九八六年にアメリカで代理母が子供（ベビーM）の両親への引き渡しを拒否し、依頼した夫婦が裁判を起こしました。このケースでは、卵子提供も代理母から行われていました。二〇一八年現在、日本産科婦人科学会は、代理出産を認めていません。[注]

注　日本産科婦人科学会　代理懐胎に関する見解（更新日　二〇一八年七月一三日）http://www.jsog.or.jp/modules/statement/index.php?content_id=34（アクセス日　二〇一九年七月六日）

4．3　臓器移植と脳死問題

医療技術の進歩によって臓器移植が可能となりました。臓器移植を支える医療技術として、まず免疫抑制剤の開発を挙げることが出来ます。通常（一卵性双生児間などは除かれる）、他人（臓器提供者：ドナー）の臓器を移植する場合、臓器を受ける側（レシピエント）の免疫細胞は異物であるドナーの臓器を攻撃します。よって、臓器を定着させるためには、レシピエント側の免疫作用を抑える必要があります。このため臓器移植が効率的に行えるようになったのは、一九七〇年代後半から一九八〇年代前半に免疫抑制剤が開発されて以降でした。

ところで生体臓器移植では、大きな倫理的問題が生じます。それは、臓器移植の成功率を上げるためには、できるだけ新鮮な臓器が必要となることに由来します。例えば腎臓は二つあるため、倫理的問題は生じづらいといえます。しかし、一つしかない臓器を移植する場合、その臓器提供者（ドナー）が「死んでいる」ことが前提となります。なぜなら生きている人間から一つしかない臓器を取り出すことは倫理的にできないからです（それは当然、殺人となります）。

一方で、人工呼吸器をはじめとする生命維持装置の開発や特に救急医療の進歩によって、「脳死」という新たな患者の状態が生じました。これは理論的には「脳はすべて死んでいるのに体は生きている（心臓と肺は動いている）」という状態です。脳死は、脳幹という生命現象をつかさどる脳の部分が働いている「植物状態」（この場合は基本的に人工呼吸器は不要。医学的には「遷延性意識障害」といわれる）とは違い「全脳死」です。そして全脳死である脳死は不可逆的な状態であり、元に戻ることはありません。自分で呼吸することもできません。人工呼吸器によってかろうじて心臓と肺が動いている（それゆえ、脳以外の臓器も基本的に生きている）のです。

臓器移植の成功率を上げるためには、新鮮な臓器が必要となること、一方で、医療の進歩で「脳死」（しかし、人工呼吸器や薬剤により心臓や肺は動いている）という状態が生じてきたことから、日本でも「脳死を人の死」と認め、脳死状態の患者から臓器を取り出すことの是非が議論されるようになりました。

脳死という概念の導入は、従来人々が考えてきた「死」つまり「心臓死」に変更を迫るものです。医師もいわゆる三兆候（心停止、呼吸停止、瞳孔散大［対光反射の消失］）をもって死と診断してきました。脳死という概念を臨床現場に導入するには、まず全脳死（脳死）をどのようにして客観的に確認するのかという問題があります。これに関しては一九八三年に当時の厚生省により研究班（竹内一夫班長）が作られ、一九八五年に「脳死の判定指針及び判定基準」が発表されました。

一方で、日本医師会生命倫理懇親会は「脳死および臓器移植についての最終報告」を一九八八年に提出します。最終報告書は「従来の心臓死のほかに、脳の死をもって人間の個体死と認めてよい」とし、「脳の死による死の判定は、患者本人またはその家族の意思を尊重し、その同意を得て行うのが現状では適当である」と結論づけました（日本医師会 1997）。続いて一九九〇年に「臨時脳死及び臓器移植調査会」（脳死臨調）が発足し、一九九二年に「脳死」を「人の死」とすること、よって、脳死者からの臓器移植を認める最終報告書を首相に提出しました。しかし、その中には基本的に「脳死を人の死と認めることに賛同しない」少数意見（哲学者の梅原猛など）も付記されています（町野朔ら 1996）。

しかし、実際に拡張型心筋症など、「心臓移植以外に助かる方法はない」とされる患者が海外で心臓移植を受けるなどの現実が広くマスコミを通して人々に知らされることなどもあり、日本でも脳死状態からの臓器移植を可能とする方向で法整備がすすめられました。政府は、「臓器の移植に関する法律」（「臓器移植法」）を一九九七年に制定します（二〇〇九年改正）。そこでは、「死亡した者が臓器移植の意思を生前に書面で表示していて、遺族が拒まない場合に限り」、「脳死は人の死」と認められ、脳死者からの臓器提供が可能とされました（同法第６条）。改正法では、本人の書面による意思表示がなくとも、遺族が提供に同意すれば提供が可能となりました。また、以前の法律では臓器提供できるのは「一五歳以上」と決められていましたが、改正後は一五歳未満でも家族の書面による承諾があれば可能となりました。

脳死か否かの判定は厳密に行われます。[注]そして本人あるいは家族の臓器移植の意思がある場合に限り脳死は人の死とされ、臓器の提供が可能になるのです。

注　わかりやすい解説としては「日本臓器移植ネットワーク」のホームページを参照。https://www.jotnw.or.jp/studying/4-3.html（アクセス日　二〇一九年七月七日）

以上のように見てくると、日本の社会も「脳死は人の死である」との考えを受け入れてきているように思われますが、「脳死者は本当に死んでいるといえるのか」と疑問を提示する人々や団体もあります。例えば科学哲学や生命倫理を専門とする小松美彦は、脳死者の出産例、脳死者からの臓器移植の際に血圧が上昇した例、脳死者の不随意運動（ラザロ兆候）、一四年以上生きている脳死患者、「脳死状態に陥っても身体の有機的統合性が存在する場合があること」（小松 2004, 一一二頁）などを例にあげ、脳死を死とする根拠は脆弱であるとしています（ただし、日本移植学会による『脳死臓器提供Q&A』はこうした疑問の多くを否定しています）。また、明治以降の新宗教に大きな影響を与えた大本は、教祖の一人である出口王仁三郎（1871–1948）の教えに従い、死は肉体から霊魂が離れて心臓が停止することであるとし、脳死に反対しています（人類愛善社 2005）。

脳死問題の意義は、医療技術の発展により、われわれが長年受け入れていた「死の概念」を結果的に変えてしまう点にあります。その一方で、再生医療に臓器を作成することが出来るようになれば、こうした臓器移植問題が解決されるのではないかとの期待もあります。

引用文献・参考文献

ミッチャーリッヒ A.、ミールケ F.（2001）『人間性なき医学—ナチスと人体実験』金森誠也、安藤勉訳、ビイング・ネット・プレス
澤瀉久敬（1960）『医学概論 第三部 医学について』誠信書房
澤瀉久敬（1981）『医学の哲学』（増補版）誠信書房
関東医学哲学倫理学会編（2013）『【新版】医療倫理Q&A』太陽出版
小松美彦（2004）『脳死・臓器移植の本当の話』PHP新書
人類愛善会・生命倫理問題対策会議編（2005）『意義あり！脳死・臓器移植』天声社

日本医師会（1997）『日本医師会創立記念誌——戦後五〇年の歩み』
日本移植学会広報委員会編（2008）『脳死臓器提供Q＆A』
町野朔ら（1996）『脳死と臓器移植（資料・生命倫理と法）』信山社
宮坂道夫（2016）『医療倫理学の方法 第3版：原則・ナラティヴ・手順』医学書院
盛永・松島編（2012）『医学生のための生命倫理』丸善出版

医療倫理に関するテキストはいくつもありますが、入門書としては上記の『【新版】医療倫理Q＆A』や『医学生のための生命倫理』『医療倫理学の方法 第3版：原則・ナラティヴ・手順』などがまとまっており、理解しやすいと思います。また、世界医師会（WMA）による「医の倫理マニュアル 第3版」が、日本医師会のホームページからダウンロード可能です（https://www.med.or.jp/doctor/member/000320.html）。ここには、本講でも取り上げた「医の国際倫理綱領」「ヘルシンキ宣言」などの重要な資料も収められています。

第8講　医療倫理と医療制度 II
――医療技術の発展と人間の尊厳――

今回の第8講では、前講に引き続き、医学の全体像〔図2・3〕の三つ目の座標軸、つまり医療倫理と医療制度の問題を取り上げたいと思います。

1　遺伝子操作とエンハンスメント

ワトソンとクリックによるDNA二重らせん構造の解明から五〇年後の二〇〇三年、人間のDNAの塩基配列（シークエンス）がすべて明らかになりました。これはヒューマン・ゲノム・プロジェクトとして、一九九〇年からアメリカを中心に進められたプロジェクトの成果でした。遺伝情報を手に入れると、われわれはそれを利用することが出来ます。例えば、ある国が、もし遺伝子操作によってより身体能力の高い人間を作り出すことを行えば、その国はより多くの金メダル選手を輩出できるかもしれません。また、知的能力の高い人間を作り出し、疲れないでいつまでも仕事ができる人間を作り出せるかもしれません。国家にはそのような意図がなくても、ある企業がこの技術を実用化すれば、自分たちの理想とする子供を遺伝子操作で作ることを望むカップルが出てくるかもしれません（デザイナー・ベイビー）。しかし、われわれは獲得した科学技術を自分たちの望むままに利用してよいのでしょうか。本来、医療は「治療」を目ざしてきたといえるでしょう。伝統的に医学的治療が行ってきたことは、せいぜい「元の状態」に戻すことでした。しかし、こうした遺伝子操作や薬剤で、もとの能力以上の、より高い能力を獲得することが期待されています。これは遺伝子操作や薬剤による「エンハンスメント」（enhancement：増強）と呼ばれます。

こうした遺伝子操作をはじめとする先端医療の問題に関して、ブッシュ大統領の「生命倫理評議会」は二〇〇三年に *Beyond Therapy*（邦訳『治療を超えて』）という報告書を提出しました。この報告書の大きな狙いは、バイオテクノロジーによってもたらされる治療を超えたエンハンスメントが人間の尊厳、人間性、そして幸福の追求にどのような問題や危険をもたらすのかを明らかにすることでした（カス 2005, 緒言一四頁）。報告書では、「より望ましい子供」「優れたパフォーマンス」「不老の身体」「幸せな魂」という四つのテーマが取り上げられています。特に興味深いのは「幸せな魂」という章です。この章では、記憶と気分の問題が取り上げられます。私が「私である」というアイデンティティ（自己同一性）は記憶に依拠しています。つらい記憶によって心的外傷後ストレス障害（Post Traumatic Stress Disorder: PTSD）やうつ病など様々な精神疾患を発症する人がいます。こうした患者さんの症状を緩和するのに、強い感情の喚起による記憶促進効果を抑制する薬剤（β遮断薬）が効果的であることが確認されています。将来的には、嫌な記憶を薬剤で消せるようになるかもしれません。しかし、人間には覚えておくべき記憶（例えばホロコースト、自分の罪など）があるように（それを記憶しておくことで将来の過ちや失敗を予防できる）、「記憶から生まれる心の苦しみを鈍麻させたり、消してしまったりする力には、自分自身の行為に対する責任を弱めてしまう危険性がある」（同、二七四頁）、さらに「結局は、自分を現実から引き離してしまい、自分自身のアイデンティティを放棄してしまうことになる」（同、二七六頁）と著者らは警鐘を鳴らします。一方、たとえばうつ病治療薬であるセロトニン再取り込み阻害薬（Selective Serotonin Reuptake Inhibitor: SSRI）がうつ病治療の目的ではなく「気分明朗剤」（mood-brightener）としても使われる現実があります。これに関して著者らは「何をやっても自分は満足という気持ちをもたせる気分明朗剤、根拠がなくても自尊心を保証する気分向上剤は、真の人間的な豊かさを求める能力を低下させることになるだろう」（同、三〇七頁）と指摘しています。結局、こうした薬を利用することは、われわれ自身のアイデンティティや自由を危機にさらすことになるのです（同、三一八頁）。

著者らがエンハンスメントの潮流の中に「医療化の拡大」を読み取っている点は重要です（同、三六九–三七三頁）。医療化というのは、病気とはそれまで考えられていなかった人間の活動や状態――例えば出産、犯罪行為、不安、老化、精神的苦痛など――を、医学的に治療（介入）すべき対象、つまり「病的な現象」と考え、医学・医療が及ぶ領域を拡大することです。

精神的苦痛はすべて病気なのでしょうか。精神的苦痛は――例えばうつ病が脳内の神経伝達物質であるセロトニンやノルアドレナリンなどの働きが低下しているためであると考えられているように――神経伝達物質の不均衡に過ぎないものとして、すべて治療されるべきなのでしょうか。著者らは「精神的な痛みは嫌悪すべき行いや不名誉な行い、不正、罪に対する適切な反応であり、そのようなものとして、将来、不名誉な行いや不正、罪を避け、あるいは、それらと闘うよう教えてくれるのである」（同、三六一頁）と精神的苦痛のもつ意義にも注目しています。元の状態に回復させるという治療の目的（従来の医学の治療目的）から、さらに「治療を超えて」進むことは、「物質的、機械的、あるいは医学的観点から人間を理解するのではなく、心理的（psychic）、道徳的、さらにはスピリチュアルな観点からの人間理解に戻ることを意味している」（Kass 2003, p. 308）との指摘は重要です。バイオテクノロジー（もちろんここにはiPS細胞を用いた方法も含まれます）という強力な科学技術を手に入れた今だからこそ、われわれは心理的、道徳的、あるいは霊的《スピリチュアル》な存在として再度人間そのものを理解しなおす必要に迫られているのです。

さらに、上記の生命倫理評議会のメンバーでもあったマイケル・サンデルによる『完全な人間を目指さなくてもよい理由』という著書も重要です。サンデルは、デザイナー・ベイビーに対して向けられる批判、例えば「親が設計によって子どもの自律を奪う」との主張を批判します。そして、「問題の所在は、設計をおこなう親の傲慢さ、生誕の神秘を支配しようとする親の衝動のうちに認められるのである」（サンデル 2010, 五〇頁）と自らの主張を展開します。サンデルが提示する中心的な概念は、「われわれの生（life）は、授かったもの、与えられたもの（gift）である」というものです。これをサンデルは「生の被贈与性」（giftedness of life）と表現しました。生の被贈与性を正しく理解すれば「プロメウス的な計画には制約がかけられ、ある種の謙虚さが生まれる」（同、三〇頁）と述べます。つまり、「支配への衝動」に制限がかけられると考えます。同時に、神学者のウィリアム・メイの「招かれざるものへの寛大さ」（openness to the unbidden）の概念が意味するものも、「支配や制御への衝動を抑止し、贈られものとしての生という感覚を呼び覚ますような、人柄や心持ち」（同、五〇頁）であるとサンデルは考えました。

このように、エンハンスメントをめぐる議論によって、克服すべきと考えられている人間の苦悩や困難が再び考え直され、それらの有する意義が見直されるようになってきたと言えます。また、次講で考えるように、エンハンスメントに関する議論は、結局のところ「医学が何を目指すのか」という「医学が目指す価値」についての考察でもあるのです。

2　優生学

医療倫理を考える際に、忘れてはならないのは優生学の問題です。優生学（eugenics）は「人類の遺伝的素質を向上させ、劣悪な遺伝的素質を排除することを目的とした学問」（デジタル大辞泉）と定義されます。この考えは、一八八三年、英国のフランシス・ゴルトン（Galton, F. 1822-1911）によって提唱されました。しかし、優生学の考えはナチスに利用され、ナチスが「劣等民族」と考えたユダヤ人や遺伝病者の断種などが行われました。優生学の考えは、日本でも認められます。例えば「旧優生保護法」（1946-1996）の下、ハンセン病患者、精神病患者、知的障害者らが、不妊手術を強制的に受けさせせられたという歴史があります。

現在の遺伝操作によるエンハンスメントが目指すものは、生まれながらの病弱な人間を排除し、より健康で優れた人間を計画的に作り出そうとする点で、優生学の思想と深く関わる可能性をもつことは見逃されてはならないでしょう。

3　医療倫理を考える原則

3．1　米国の生命倫理の四原則

医療倫理の問題では「絶対正しい」という結論を出すことは確かに困難です。しかし、だからこそ、医療倫理の問題を考える際の「拠り所・原則」のようなものを誰もが求めます。医療倫理を考える原則として、米国の四原則と、欧州の四原則があります。前者の生命倫理の四原則は、トム・L・ビーチャムとジェイムス・F・チルドレスが『生命医学倫理』（初版一九七九年）で展開した「自律尊重原則」「無危害原則」「善行原則」「正義原則」です。「自律尊重原則」は、本人の意思・自己決定権を尊重するものです。これは例えば第二次世界大戦中、被験者に有無を言わせず「人体実験」を行った医学の負の遺産を考えればだれもが納得できる基本的な原則であり、臨床現場ではインフォームド・コンセントを行う必要性が理解できます。一方で、自己決定できないと考えられる子供、精神障害者、知的障害者等では保護を与えることが必要となります。「無危害原則」は、すでにヒポクラテスの誓いに述べられています。しかし、実際の医療には、「リスクのない医療はない」と言えます。よって、現実的にはベネフィット（利益）がリスク（危険）を十分上回るかどうかを慎重に検討することが必要です。「善行原則」は、患者にとって「善い」行為を医療者は行わなければならないと訴えます。患者さんのために最善を尽くすことは医療者にとって当然の義務です。しかし、何が「善い」かは、患者さんの価値観、人生観とも大きくかかわり、しっかりと患者さんと話し合い、医療者は患者さんと共によりよい医療を追求していく姿勢が重要です。「正義原則」は、四つの原則の中で少し毛色を異にします。これは個人ではなく、社会的な観点からの原則です。この原則からは、例えば医療資源（医師の数、インフルエンザや肺炎球菌ワクチンなど）を可能な限り公平に分配することが求められます。また、医療費などの負担も公平に分配することが求められます。

3．2　欧州の四原則――バルセロナ宣言の原則――

一九九八年、ヨーロッパの学者たちが集まり、生命倫理に関する四つの原則を提出しました（バルセロナ宣言）。それは、「自律」（autonomy）「尊厳」（dignity）「統合性」（integrity）「傷つきやすさ」（vulnerability）です。これには、それまでの「アメリカの主導した自由主義的な生命倫理を意識し、それに対するアンチテーゼともいう意味」（村松 2007, 八一頁）があると指摘されています。

特にここでは、「傷つきやすさ」について少し詳しくその内容を確認したいと思います（以下は、Rendtorff 1998; 2002 を参照）。バルセロナ宣言によれば、「傷つきやすさ」には二つの基礎的な概念が含まれています。つまり、⑴人生の有限性ともろさ、⑵傷つきやすいものには配慮（care）が必要であるとの道徳的原理です。傷つきやすいものとはその自律や尊厳あるいは統合性が脅かされる可能性がある人々です。この宣言での「傷つきやすさ」が示す他者への配慮の倫理は、自律的に行為できない人々を保護するというだけでなく、むしろわれわれすべてが、「配慮されないことによって傷つきうるのだ」という前提の上に築かれている倫理であることを意味しています。また、傷つきやすさという原理は、自律、尊厳、統合性を成り立たせる原理でもあるとされています。

「自律」よりもまず人間の「傷つきやすさ」に基づく倫理の構築をこのバルセロナ宣言は示しています。これは本来、他者との連帯や配慮を必要とする人間存在そのものの在り方を見直すように促す原則であると考えられます。

4　人格主義生命倫理学と人間の尊厳

欧州の生命倫理に関する四原則がアメリカの主導した自由主義的な生命倫理に対抗する意味を持つとすれば、同様の意義を有する生命倫理学として「人格主義生命倫理学」を挙げることが出来ます。

この領域についてわかりやすい著書を出版している秋葉悦子（1958–）は、一九六〇年代にアメリカで誕生した新たな生命倫理学を、「個人主義生命倫理学」と呼んでいます（秋葉 2014）。これは、個人の「自己決定権」を最高原理とし、その人間像は「孤立的自己、自意識的自己」であると指摘します。この個人主義生命倫理学に対し、ヒポクラテスの医の倫理に起源をもつ伝統的な生命倫理学が「人格主義生命倫理学」です。人格主義生命倫理学は、「人格の尊厳」を最高原則とし、その人間像は「関係的自己、存在論的自己」であると秋葉は要約します（同、六六－六

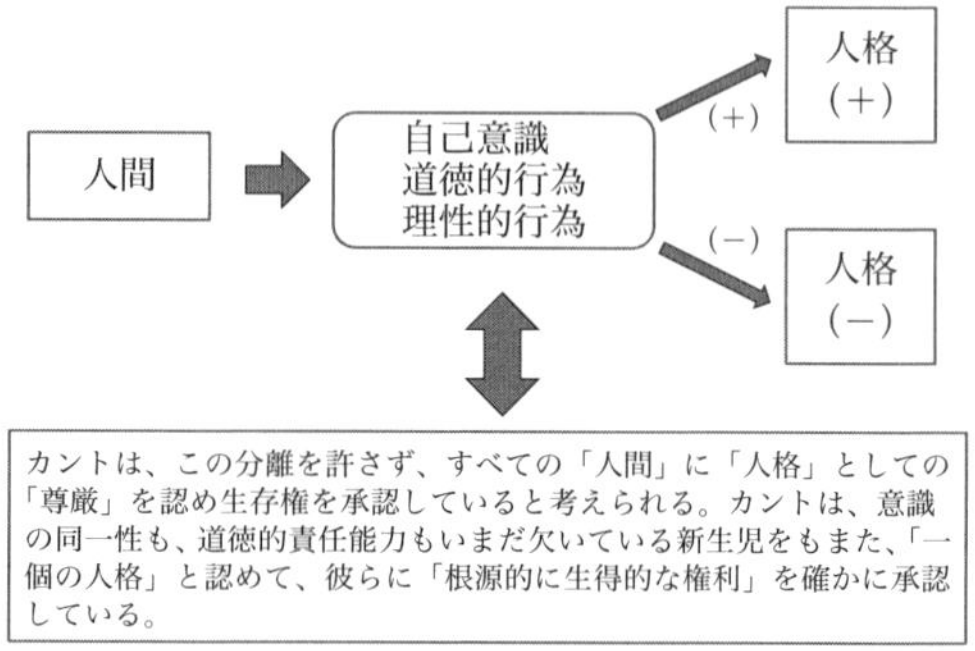

図８・１　**バイオエシックスにおける「人間」と「人格」の区別**　保呂（2003）を参照

七頁）。さらに、医師の大井玄の著書（大井 2009）を参照しつつ、世界の諸文化に認められる自己観には「相互独立的自己」観と「相互協調的自己」観があるとし、「前者は北米と西欧の一部の地域のみに見られる特殊な自己観であり、他の地域で普遍的に見られるのは後者」（秋葉 2014, 二二頁）であると秋葉は指摘します。また、前者は「孤立的自己」あるいは「アトム的自己」、後者は「つながりの自己」「関係的自己」と言い換えられ、後者はわれわれ日本人にとっても本来はなじみのある自己観ではないかと述べます（同、二三頁）。

人格主義生命倫理学は「人格の尊厳」を最高原則とします。この点について、カント哲学や宗教学を専門とする保呂篤彦の論文（保呂 2003）を参照し、理解を深めたいと思います。彼は英語圏を中心とするバイオエシックス（生命倫理学）が「人間の自己意識、道徳的行為、理性的行為」の有無によって「人格」の有無を論じていると指摘します。つまり、ここでは人間と人格が分離でき

るもの
であると考えられているのです［図８・１］。こう考えるからこそ、例えば人工妊娠中絶や脳死も正当化できるのです（第15講４・２も参照）。これに対して保呂は、イマヌエル・カントの考えを紹介します。

「カントはこの分離を許さず、すべての「人間」に「人格」としての「尊厳」を認め生存権を承認していると考えられる。カントは、意識の同一性も、道徳的責任能力も未だ欠いている新生児をもまた「一個の人格」と認めて、彼らに「根源的に生得的な権利」を確かに承認しているのである」（保呂 2003）。

保呂の論文は、個人主義生命倫理学と人格主義生命倫理学の理解を助けるのに大いに役立ちます。そしてカント哲学同様、英語圏を中心とするバイオエシックスも「人格」や「自由」といった概念を用いて「人間の尊厳」の根拠としますが、それらの諸概念が、バイオエシックスとカント哲学では異なる（例えば前者は「人間」と「人格」を分離できると考える）との保呂の指摘は重要です。

ところで、人格主義生命倫理学がすべての人間の尊厳を認めるのであれば、どんな状態でもできるだけ延命することが求められるのでしょうか。この点について、終末期医療／尊厳死の問題を通して考えたいと思います。秋葉は尊厳死問題の本質を以下のようにまとめています。

「終末期患者に対する人工的な延命措置は、患者を技術的、機械的操作の対象として扱う危険、すなわち患者を精神をもつ人格としてではなく物として扱う危険、患者を置き去りにして技術的可能性のみを追求する危険、物理的に管理する危険を孕んでいます」（秋葉 2014, 四八頁）。

「人格主義生命倫理学においては、いわゆる「尊厳死」の問題は、「安楽死」や「死ぬ権利」の問題としてではなく、科学技術の不適切な使用の一例である「執拗な診断・治療」（accanimento diagnostico-terapeutico）の問題として議論されます」（同、五〇頁）。

このように、人格主義生命倫理学は延命第一主義ではなく、人格の尊厳に基づき、「執拗な診断・治療を差し控えるべきである」という観点から尊厳死の問題を考えます。もちろん、何が「執拗な診断・治療」であるのかはそれぞれのケースで異なるでしょう。秋葉は、一九九五年のイタリア医師会の職業義務規定の公式コメンタールから「執拗な治療」に関する以下の説明を引用しています。「真の治療の目的を失った治療、病気の人間に向けられた治療ではなく、病気に向けた治療。死を敗北であるかのように、そして（死を）自然で不可避の出来事でないかのように捉える治療。たとえば単に患者の生命を延長するのみの治療、予後が暗いときにも、科学的好奇心から正確な診断を得るためにしか有益でない診察、研究に患者を服させること」（同、五〇-

五一頁。括弧は引用者による）。

このように、ヒポクラテスの医の倫理に起源をもつ伝統的な生命倫理学である「人格主義生命倫理学」やバルセロナ宣言（一九九八年）は、ともに一九六〇年代からアメリカを中心として出現した自己決定権を最高原則とする個人主義生命倫理学とは別の観点、つまり「人間（人格）の尊厳」という観点から、生命倫理／医療倫理に関する諸問題を考察しようとします。従来の個人主義生命倫理学だけではなく、人格の尊厳を最高原理とする伝統的な人格主義生命倫理学も考慮に入れることは、今後の生命倫理／医療倫理、さらには医療そのもののあり方――特に「医療化」や過剰診断・過剰治療の問題――を考える際に新たな観点を提供してくれるのではないでしょうか。

5　医療保険制度

第４講で論じたように、ＥＢＭは「研究から得られた最善のエビデンス研究結果からの最善のエビデンス（research evidence）と、臨床的な専門知識（clinical expertise）および患者の価値観（patient values）を統合するもの［医療］である」（サケットら 2003, 二頁）と定義されました。では、実際の医療現場で、科学的根拠に基づき、患者さんの希望通りの医療が提供できるでしょうか。

実際の医療では、必ずしもそうではありません。その理由の一つに、医療保険制度があります。医療保険制度は複雑ですので、ここではその基本的な説明と実際の医療との関わりを論じたいと思います。

まず日本には国民皆保険制度があります。この制度は一九六一年から始まりました。これにより、すべての国民に対して公的医療保険が適応されることになりました。医療費は全額個人負担ではなく、義務教育就学前の子供は二割負担、義務教育就学後から七〇歳未満までは三割、七〇歳から七五歳未満までは二割、七五歳以上は一割負担と定められています（二〇一九年一月現在）。このように、一定の負担額を医療機関に支払えば、医療サービスを受けられる仕組みとなっています。この制度を支えるのは「相互扶助」の考えに基づいた「社会保険制度」です。国民皆が前もって一定の保険料を納め、それをプールしておき、医療が必要となった際には、その財源から必要な医療費を負担するシステムです。

また、実際に病院でわれわれが支払う医療費は診療報酬によって決められています。医療機関は行った診療行為に基づき診療報酬請求書（レセプト）を審査支払機関に提出し、そこでの審査を経て医療保険から診療報酬を受け取ります。病院を受診すると診療報酬明細書をもらいますが、そこにはどのような処置や画像診断などが行われ、いくら請求されたのかが記載されています。

実際の医師の行動を大きく規定するものが、この診療報酬です。例えば、うつ病に対して認知行動療法を行うことは薬物療法と同程度の効果があることが臨床研究で明らかになっています

(Bortolotti, B., et al. 2004)。しかし、このような「エビデンス」があり、さらに患者も抗うつ薬よりも精神療法で治療したいとの望みがあったとしても、診療報酬で認知行動療法が請求できないのであれば、医療機関は認知行動療法を積極的に行わないでしょう（二〇一〇年の診療報酬改定で、ようやく認知療法・認知行動療法は保険点数化されました）。つまり、科学的「エビデンス」と「患者の望み」が一致しても、実際の医療行為に対する対価は診療報酬によって決められているため、その望ましいと考えられる医療が提供されない（されづらい）状況が生じうるのです。

また、入院期間がどれだけ伸びても診療報酬が一定であれば、病院はなかなか患者を手放さず、入院期間が延びてしまう可能性もあります。しかし、もし入院後二週間は診療報酬が高いが、それ以降診療報酬が低く設定されれば、医師（あるいは病院）は積極的に入院期間を短くするように努めるでしょう。このように、実際の臨床現場では、医療行為はエビデンスや患者の希望（価値観）のみではなく、医療制度にも大きく影響されています。

ところで、医療費は人口減少や少子高齢化の問題もあり、財源の不足が大きな問題となっています。こうした制約もあり、科学的エビデンスに基づく医療がすべて保険でまかなえるわけではありません。一方で、風邪の際に処方される抗生物質のように、これまで十分な根拠がないまま行われてきた医療もあります（第４講参照）。これまで十分な根拠なく行われてきた医療効果を検証することも必要です。こうして診療報酬は、科学的エビデンスと患者のニーズを反映した治療を提供できるものとなるように、常に見直される必要があります。

このように、［図2・3］における第三軸の「医療倫理・医療制度」も、実際の医療を大きく規定しているのです。以上、医療倫理と医療制度の問題について概観しました。特に、医療倫理の問題が最近の医学で非常に重視されるようになってきたことは極めて望ましい潮流です。

6　手続きとしての医療倫理

ここで注意したい問題があります。医学が人間を対象とする以上、倫理的問題は避けられません。それは医療者としての職業倫理であり、研究者としての研究倫理として、具体的な配慮や手続きを行うことが求められます。ところが実際のところ、医学研究における医療倫理問題の台頭により、「研究を行う際に書かなければならない書類が増えた」と――多かれ少なかれ――不満を感じている研究者がいることも確かです。いや、実際は多くの研究者がそう感じているかもしれません。こうした医療倫理の状況に関して、宗教哲学や生命倫理を専門とする安藤は「バイオエシックス（生命倫理学）は医療や生命科学のあり方を根本的に問い直すものというよりは、起きうる倫理的問題を事前にチェックして検討（したことに）して、先端的な医療技術を社会に軟着陸させるという社会的機能を担うものとなっていった」と述べ、「生命倫理（学）は、医学や医療あるいは生命科学研究をめぐるシステムの一部として、それに付随するある種の「手続き」

のようなものに成り下がりつつ」あることを指摘しています（安藤 2011, 六頁）。これは鋭い指摘です。医療倫理がこれだけ重視されている現在、「こうした手順を踏めば医療倫理の問題はクリアできる」との感覚を医療者や研究者がもってしまうとしたら、このことこそがむしろ問題であるのではないかと筆者も考えます。医師や研究者が医療倫理に対してこのような態度を持ち続ける場合、また新たな倫理問題が次々と生じてくるでしょう。それは人間とは何かという問題、なぜ医学には医療倫理が重要となるのかという医学哲学的問い（第７講の最初で引用した澤瀉の主張を再度参照してください）が忘れられ、「手続き上の問題」へとすり替わるからです。医療者・研究者自らが、いのちに対する謙虚な態度、使い古された言葉ですが、「生命への畏敬」あるいは「人間（人格）の尊厳」への配慮という態度を常に持ち続けることが、医療者や医学研究者の基本であることを改めて強調したいと思います。

引用文献・参考文献

Bortolotti, B., et al. (2008) Psychological interventions for major depression in primary care: a meta-analytic review of randomized controlled trials. *General Hospital Psychiatry*. 30(4): 293–302.

Rendtorff, J. D. (1998) The second international conference about bioethics and biolaw: European principles in bioethics and biolaw. *Medicine, Health Care and Philosophy*. 1(3): 271–274.

Rendtorff, J. D. (2002) Basic ethical principles in European bioethics and biolaw: autonomy, dignity, integrity and vulnerability--towards a foundation of bioethics and biolaw. *Medicine, Health Care amd Philosophy.* 5(3): 235–244.

Vos, T., et al. (2004) The burden of major depression avoidable by longer-term treatment strategies. *Archives of General Psychiatry.* Nov; 61(11): 1097–103.

秋葉悦子（2014）『人格主義生命倫理学―死にゆく者、生まれてくる者、医職の尊厳の尊重に向けて』創文社

安藤泰至編（2011）『「いのちの思想」を掘り起こす――生命倫理の再生に向けて』岩波書店

大井玄（2009）『環境世界と自己の系譜』みすず書房

Kass, L. R. (2003) *Beyond Therapy: Biotechnology and the Pursuit of Happiness: A Report of the President's Council on Bioethics.* HarperCollins Publishers.（カス L. R.（2005）『治療を超えて――バイオテクノロジーと幸福の追求 大統領生命倫理評議会報告書』倉持武訳、青木書店）

サンデル M. J.（2010）『完全な人間を目指さなくてもよい理由 遺伝子操作とエンハンスメントの倫理』林芳紀・伊吹友秀訳、ナカニシヤ出版

サケット D. L. ら（2003年）『Evidence-Based MEDICINE ――EBM の実践と教育』（エルゼビアサイエンス編集）エルゼビア・ジャパン

ビーチャム T. L.、チルドレス J. F.（2009）『生命医学倫理 第五版』立木・足立監訳、駒沢大学出版会

保呂篤彦（2003）「人間の尊厳をめぐって――バイオエシックスとカント」岐阜成徳学園大学教育学部紀要一－一五頁

村松 聡（2007）「バルセロナ宣言解題」『医療と倫理』日本医学哲学倫理学会・関東支部、第七号、八一頁

第9講　医学における「価値」の問題 Ⅰ
――医学は何を目指しているのか――

本書では、医学という学問を考える場合に、科学論、人間観、医療倫理・医療制度という三つの座標軸から考察することでその全体像を理解することを試みてきました。そして、医学は柏祐賢の第三科学論が明らかにしているように目的や価値を追及する科学です（第2講参照）。第9講と第10講では、医学が追求する価値について考えてみたいと思います。

1 医学の追及する三つの目標あるいは価値

医学概論の澤瀉久敬は（第2講でも述べたように）、医学概論（医学哲学）の課題について「健康とは何か、そうしてその健康はどのようにして保持、増進されるか、及び病気とは何か、その病気はいかにして治療、予防されるかということこそ医学論が考究しなければならぬ問題である」（澤瀉 1960，一二頁）と指摘しました。つまり、医学は、治療医学だけではなく、予防医学でもあり、健康増進医学でもあるべきだと論じたのです。この背景には、澤瀉の専門であるフランス哲学の第一人者、ルネ・デカルトの思想も少なからず影響を与えていたのではないかと考えられます。デカルトの『方法序説』には以下のような記述があります。

「健康は疑いもなくこの人生最上の幸福であり、他のすべての幸福の根底である。というのは精神さえも体質および肉体の諸器官の状態に依存することが多く、もし人類を一般にいままでよりもいっそう賢く、いっそう悧発なものにするなんらかの方法を見出すことが可能だとすれば、私は医学のなかにそれを求めなければならないと信じているくらいである」（デカルト 1974, 一一二―一一三頁）。

澤瀉は『方法序説』におけるデカルトのこの記述、および晩年の彼の手紙における「健康をどうして保つかということが常に私の研究の主要目的でありました」という記述を引用しつつ「デカルトにとって健康は単に日常生活の問題だけではなく、それ自体、重要な学問的課題であったと言えよう」（同、四三七頁）と述べています。現在では、医療費の増大という観点からも、治療だけではなく、予防やさらに健康増進の重要性が叫ばれることが多くなっていますが、一九五〇年から六〇年代にすでに予防医学や健康増進医学の必要性を論じたことは、澤瀉医学概論の大きな成果であったと言えるでしょう。

しかし、「治療・予防・健康増進」という医学の目的は果たして正しいのでしょうか。第8講で取り上げたエンハンスメントをめぐる議論からもわかるように、医学の価値目標についてはさらに考察を深める必要がありそうです。

2　坂本慶一の「農学における「価値」の問題」

価値の問題について、同じ第三科学である農学ではどのように論じられてきたのかを参照することは、医学の追求する「価値」を論じる際にも役立ちます。京都大学農学部農学原論講座の二代目の教授は坂本慶一（1925–2017）でした。坂本は「農学における「価値」の問題」という論文の中で、農学の進歩が農業の発展に必ずしも寄与していないこと、むしろ遺伝子工学などが脚光を浴びることで農業を疎外するような状況が起こっていると指摘します。この農学と農業の乖離あるいは疎外という問題のありかを「農学研究の価値目標の混乱」にあると坂本は考えます。坂本は柏の著著『農学原論』において、農学が価値追及的科学と規定されたことを踏まえ、「価値は農学の科学的性格や方法を大きく規定するほどの重要性をもつ」と、あらためて「農学における価値」が有する影響力の大きさを指摘します。そして、柏によれば農学・農業が目指す「より高い価値」とは「経済価値」であると坂本は理解します。しかし、柏が農学は「人類の生活目的に指向」した独自の「社会的価値」をもつとしている点を正しく認め、農学・農業の目指す価値には市場経済の枠に当てはまらない「環境価値」があると坂本は考えました。こうした考察、また価値に関するいくつかの哲学的定義を引用しつつ、彼は「混乱しつつある農学研究の価値目標は、何よりもまず人間的「生」の実現に置かれなければならない」と述べ、農学の価値基準として「生」を取り上げました。それは生命・生活・人生を包括する概念であるとします。

「農学は、「生」の実現を価値目標として追及することが自らの課題であると自覚する限り、環境―食物―生命の有機的連鎖を無視して専門分化を推し進めることはできないであろう」（坂本 1981, 一〇三頁）。

このように坂本は、農学が追求すべき価値として「経済価値」と「環境価値」を含む「生」という価値に注目し、農学が「生」の回復を目標とすることにより、農学と農業の乖離を解消できる一つの道が開けるのではないかと考えました。坂本は一九七一年から農学原論講座の教授となりましたが、それは高度経済成長の一方で、環境・公害問題が深刻化してきた時期と重なっており（祖田 2000, 四一頁）、その時代背景を見過ごすことはできません。「生」という価値に注目したことは、坂本の卓見であり、医学においても示唆的です。別の著書で、坂本は「農業の本質的価値は「生」（life, Leben, vie）の一語に要約される」（坂本 1980, 二四〇頁）と述べています。また、坂本は単に理論的に農学の追求すべき価値を「生」としたのみではなく、当時まだ学問の世界では受け入れられていなかった「有機農業」や「自然農法」にいち早く着目し、その価値を認めています（坂本 1980）。一例として坂本は、自然農法の実践者である福岡正信（1913–2008）を京大に招き講演を依頼しています（福岡 2004, 二二八–二五一頁）。

さて、坂本が「生」に関する何人かの思想家の考察を引用する中で（坂本 1981）、哲学者であるアルフレッド・スターン（Stern, A. 1899–1980）の著書からの引用は本講の議論を展開するうえで無視できないものです。

「歴史の過程において変化せず、様々な文化や階級を通じていつも同一であった価値判断がある。それはすなわち、生命と健康の積極的価値と、苦悩と死の否定的価値の承認である」（スターン 1966, 三四五頁）。

坂本が農学における価値の問題を論じたこの示唆的な論文は、医学においては以下の二つの問題を考えるようにわれわれを促します。一つ目は、「医学が追求する価値は何か」という問題、二つ目は「医学が果たしてその価値を実現できてきているのか」という問題です。一つ目の問題に関しては、すでに澤瀉が指摘したように、医学の追求する価値目標が「病気の治療、予防、健康増進」であると考えて大きな問題はないと考えられます。医学が目指すのは、これらの三つの価値目標です。ただし、この三つの価値目標について注意を向けたい点が二つあります。

一点目は、第8講で人格主義生命倫理学を取り上げたように、「病気の治療、予防、健康増進」が「人間（人格）の尊厳」という観点から常に見直される必要があるのではないかということです。「真の治療の目的を失った治療、病気の人間に向けられた治療ではなく、病気に向けた治療」（秋葉 2014, 五〇頁）は、「執拗な治療」と考えられます。医学が人間の「生」あるいは「尊厳」を支配するのではなく、「医学は人間の「生」あるいは「尊厳」という「価値」に奉仕する」ことが医学の基本的な態度であるべきだと考えられます。繰り返しますが、病気の治療、予防、健康増進という三つの価値目標は、それ自体が「最高価値」になるのではなく、「人間の尊厳」という価値といかに関わるかの検討を通じて、それら三つの価値の実現が医学の中で目指される必要があります。注意すべき二点目は、三つの価値の内実、特に「健康とは何か」という問題です。

以下では、まず、医学が追求する三つの価値目標のうち、現代医学が健康をどのように理解しているのか、またその対策の効果がどのようなものかを概観します。その後、第10講で第二の問い、つまり「医学が果たしてその価値を実現できてきているのか」という問題を考えます。

3　現代医学が考える健康

健康の定義については、ＷＨＯ（世界保健機関）の健康の定義が有名です。ＷＨＯはその憲章前文のなかで、「健康」を次のように定義します。「健康とは、身体的、心理的および社会的にも完全に良好であるという一つの状態であり、単に疾病又は病弱の存在しないことではない」"Health is a state of complete physical, mental and social well-being and not merely the absence of disease or infirmity." また、一九九八年のＷＨＯ執行理事会（総会の下部機関）において、「健康」の定義を「健康とは、身体的、心理的、スピリチュアルおよび社会的にも完全に良好であるという一つの動的な状態であり、単に疾病又は病弱の存在しないことではない」"Health is a dynamic state of complete physical, mental, spiritual and social well-being and not merely the absence of disease or infirmity." と改める（下線部追加）ことが議論されましたが、結局この提案は採択に到っていません（臼田ら 2000）。

また現在では平均寿命だけではなく「健康寿命」という概念が使われることも増えています。これは病気で長生きするのではなく、健康で長生きすることの大切さに人々の注目を向ける概念です。健康日本21（第二次）で定義されている健康寿命は「日常生活に制限のない期間の平均」（尾島 2015）とされ、「あなたは現在、健康上の問題で日常生活に何か影響がありますか」という問いに対して「ある」「ない」から回答します。これを主指標とし、「自分が健康であると自覚している人」を健康とみなす指標を副指標としています。

健康寿命は、決して何か客観的な指標で測定されているのではなく、自分で回答する自記式の調査用紙への回答に基づいていること、また尾島も指摘しているように心の健康についての評価が行われていないことも問題として残っています。いずれにせよ、これらは健康を評価することの困難さを反映しているともいえます。つまり、現代医学では健康を客観的に数値化する方法がいくつも試みられていますが、いずれも限界があり、どの研究も「健康の一側面を測定している」という理解が正しいのです（第6講の「次元的人間論」も参照）。

4　健康診断の問題

健康を科学的に評価することは難しいのですが、実際、健康診断が職場や学校で行われています。医療費の高騰で健康保険組合の財政も大きく圧迫されているという現実があり、健康保険組合は「健診」により病気の早期発見、早期予防を呼び掛けています。このことにより、結果的に病気や死亡率を減らし、医療費を減らすことが出来るだろうとの期待があります。しかし健康診断を受けることでどれだけ医療費を減らせるのか、あるいは病気を減らせるのかは実は大きな

「問い」として残ったままです。

二〇一二年にデンマークの研究者たちは健康診断によって罹患率や死亡率を減らすことが出来るか否かを検討した論文を発表しました（Krogsbøll, L. T., et al. 2012）。そのために、それまで公にされた論文を調べ、最終的に一六本の論文に絞りました。そのうち、全死亡率を調査した論文は九本で、それは全部で一五五、八九九人を対象としたデータとなりました（そのうち死亡は一一、九四〇人）。それらをメタアナリシスという方法で解析したところ、リスク比（［健診を受けている群での死亡の割合］÷［健診を受けていない群での死亡の割合］）は、〇・九九（九五％信頼区間 0.95–1.03）でした。これは統計学的に有意差が認められなかったことを意味しています。つまり、健診を受けたグループと受けないグループで全死亡率が変わらなかったのです。次に、研究者たちは心血管疾患による死亡率を調査した八本の論文を利用して、同様のメタアナリシスという方法で調べました（一五二、四三五人を対象。そのうち四、五六七人が心血管疾患で死亡）。リスク比は一・〇三（九五％信頼区間0.91–1.17）で、これも有意差が認められませんでした。次に、がんによる死亡率（八本の論文。一三九、二九〇人を対象。そのうち三、六六三人ががんで死亡）について調べましたが、リスク比は一・〇一（九五％信頼区間0.92–1.12）で、これも有意差が認められませんでした。結局、彼らの研究では、健康診断は全死亡率も、心血管疾患による死亡率も、がんの死亡率も減らさないという結果が示されました。

さらに、同じ著者らは二〇一九年にこの二〇一二年のデータを新しくしていますが、その結果は二〇一二年の内容と基本的に変わりません。健診を受けたグループと受けないグループでは全死亡率（リスク比一・〇〇、九五％信頼区間 0.97–1.03）、がんによる死亡率（リスク比一・〇一、九五％信頼区間0.92–1.12）、心血管疾患による死亡率（リスク比一・〇五、九五％信頼区間 0.94–1.16）のいずれにも有意な差は認められず、著者らは「健診は有益ではなさそうだ」と結論づけています。これらはわれわれの常識を覆す内容です。

さて、これらの研究は一九六〇年代に発表されたデータも含んでいるため、現在の医療レベルの健診と同じように考えるのは問題があるかもしれません。研究者らもその点に言及しています。そして、同じデンマークから健診に関する新たな研究結果が発表されました。

Jørgensen らの研究は、一九九九年に始まった調査（Inter99）に基づきます（Jørgensen, T., et al. 2014）。その研究では三〇歳から六〇歳の五九、六一六人の被験者をランダムに介入群（一一、六二九人）とコントロール群（四七、九八七人）に分けました。介入群では最初に採血などの健康チェックが行われました。また五年間のうち四回まで運動、食事、喫煙などの生活習慣に関するカウンセリングを受けることが出来ました。一〇年間追跡調査を行った結果、虚血性心疾患の発症率には介入群とコンロトール群で差を認めませんでした。また、脳卒中や全死亡率でも両群で差を認めませんでした。研究者らは結論の中で、日常臨床での血液検査などの必要性を認めつつも、一般住民を対象としたライフスタイルに関する健診の実施には強い疑問を提示しています。

Krogsbøll らは論文の中で、健診には確かに高血圧や脂質異常症を早めに見つけて適切な治療を行うことで死亡率が下がる可能性があると思われる一方で、健診には負の側面があると指摘します（Krogsbøll, L. T., et al. 2012）。それは過剰診断、過剰治療、侵襲的な検査による被害、偽陽性（本当はその疾患に罹患していないのに、検査で誤って陽性と判定されてしまう）のための心理的負担などです。よって、全体としてみれば健診の効果は相殺されてしまうのでしょうか。これらの健診に関する研究結果は、例えば学生や労働者の健診を制度化し、一般住民を対象とした健診を奨励している日本の現状に、大きな疑問を投げかけます。

次講では、坂本の論文から提起される二つ目の問い、「医学が果たしてその価値を実現できてきているのか」という問題を取り上げたいと思います。

引用文献・参考文献

Jørgensen, T., et al. (2014) Effect of screening and lifestyle counselling on incidence of ischaemic heart disease in general population: Inter99 randomised trial. *BMJ*: 348: g3617. doi: 10.1136/bmj.g3617.

Krogsbøll, L. T., et al. (2012) Jørgensen KJ, Grønhøj Larsen C, Gøtzsche PC. General health checks in adults for reducing morbidity and mortality from disease: Cochrane systematic review and meta-analysis. *BMJ*; 345: e7191. doi: 10.1136/bmj.e7191. Review.

Krogsbøll, L. T., et al. (2019) General health checks in adults for reducing morbidity and mortality from disease. *The Cochrane Database of Systematic Review*. 1: CD009009. doi: 10.1002/14651858.CD009009.pub3. Review.

秋葉悦子（2014）『人格主義生命倫理学——死にゆく者、生まれてくる者、医職の尊厳の尊重に向けて』創

文社
臼田寛、玉城英彦（2000）「WHO憲章の健康定義が改正に至らなかった経緯」『日本公衆衛生学会誌』47(12)：1013–1017
尾島俊之（2015）「健康寿命の算定方法と日本の健康寿命の現状」日本心臓財団「心臓」編集委員会『月間心臓』日本医学出版、47(1)：4–8
澤瀉久敬（1981）『医学の哲学』（増補版）誠信書房
澤瀉久敬（1960）『医学概論　第三部　医学について』誠信書房
坂本慶一（1981）「農学における「価値」の問題」『農林業問題研究』地域農林経済学会64(9)：97–104
坂本慶一（1980）「自然農法の現代的意義」『日本農業の転換』ミネルヴァ書房、一四八－一六五頁
スターン A.（1966）『歴史哲学と価値の問題』細谷貞雄他訳、岩波書店
祖田修（2000）『農学原論』岩波書店
デカルト　R.（1974）『世界の大思想21デカルト』河出書房新社
福岡正信（2004）『自然に還る』春秋社

第10講　医学における「価値」の問題 II
——健康とは苦しみを取り除くことなのか——

第10講では、前講に引き続き医学における価値の問題を考えます。また本講の後半では、これまで（特に第3講から講10講）の内容の要点を概観したいと思います。

1　医学は果たしてその価値を実現できてきているのか——健康と医学をめぐる議論——

イヴァン・イリッチ（Illich, I. 1926–2002）は、*Limits to Medicine: Medical Nemesis: The Expropriation of Health*（1996：邦訳『脱病院化社会』）という著書の序（introduction）の中で、「医療機構そのものが健康に対する主要な脅威になりつつある」と述べました。彼は、「医原病」（iatrogenesis）という概念を提唱し、⑴臨床的医原病、⑵社会的医原病、⑶文化的医原病の三つを指摘しました。臨床的医原病はわかりやすい概念です。それは「治療法、医師、病院が病原となり引き起こされる過度の治療的副作用」（イリッチ 1998，二八頁）です。具体的には、薬の副作用、過剰診断による手術とその後遺症・失敗などにより健康が侵されることです。社会的医原病については、「人々を治療的、予防的、工業的、そして環境的医学の消費者にすることで病的な社会を強化し、医療は病気の後押しをすることになる。一方では障害者の数は増加し、施設の生活にしか適さないとされ、他方では医学的に証明された症状によって人々は工場労働を免除され、彼らを病気にした社会を変革する政治的闘いの場面から排除させられる」（同、三二頁）と述べます。この社会的な「過度の医療化」（overmedicalization）により、われわれから健康が収奪されることになると警鐘を鳴らします。イリッチは、文化の上でも健康が否定されていると指摘し、これを文化的医原病と名づけました。それは「健康に関する専門的職業が、自らの弱さ（weakness）、傷つきやすさ（vulnerability）、独自性（uniqueness）を自分なりの自然の方法で処理しようとする人々の能力を破壊し続けること」（同、三二頁；Illich 1976, p. 33）に由来すると考えます。文化的医原病に関する次のイリッチの言葉は、本書全体の問題意識とも深くつながるものです。

「受苦」という言葉が、現実の人間反応を指し示すのにほとんど無効になるというのがこの医原病の症状なのであるが、無効になるのは、この言葉が迷信、サド・マゾヒズム、富者が多くの貧者に対して恩を着せる態度を想起させるからである。専門的に組織化された医療は、ある種の道徳的活動を独占的に支配するようになる。それは、医療産業の拡大をあらゆる「受苦」に対する戦いとして宣伝する道徳的活動である。その際、それは個人が現実に直面し、自己の価値を表現し、避けがたくしかもしばしば癒しえない痛み、機能的障害、老衰、死を受け入れる能力を弱体化させてしまうのである（同、九七頁；ibid. pp. 127–128）。

また彼は、健康を以下のように考えています。

「健康であるということは（中略）喜びと苦しみの中にあって生命を感じうることを意味している」（同、一〇〇頁）。

「人間は忍耐をもって試練に耐えることができ、試練を理解することによって学ぶことができる動物である。（中略）痛覚、機能的障害、そして最終的には死に対して意識的に応答することは、人間の対処能力の一部である。抵抗、忍耐、受苦、諦観という能力は、人間の生命と健康が統合されたものである」（同、二〇六頁、ibid. p. 262）。

「痛み、病気、死に自律的に対処することのできる能力は、人間の健康に必須である（同、二二〇頁、ibid. p. 275）。

イリッチは、「医療の介入が最低限しか行われない世界が、健康が最も良い状態で広く行きわたっている世界である」（同、二二〇頁）と述べているように、医学そのものを否定しているわけではないことを指摘しておくことは重要でしょう。イリッチが投げかける問いの意義は、これまで医学が実現しようとしていた価値である「健康」を医学は実現するのではなく――むしろ通常われわれが考えるのとは全く逆に――医学そのものが「健康の脅威」となりつつあると指摘したこと、さらに健康に関する新たな概念（健康観）を彼が提示している点にあると言えます。後者に関しては、先に坂本が引用したスターンの文章に代表されるように（第9講）、「生命と健康の積極的価値と、苦悩と死の否定的価値の承認」というこれまで人々に広く受け入れられていた健康観の見直しをイリッチは求めていると言えます。スターンの考えでは「健康」と「苦悩あるいは死」が対立する概念となっています。しかし、イリッチは健康という概念を、苦悩や死を否定したり逃避するものではなく、それらに対して挑み、あるいは受け入れ、あるいは耐えることを含む概念としてとらえるのです。

2　近藤誠による生活習慣病批判

かつてのイリッチ同様、現代において厳しい医学・医療批判を展開しているのが近藤誠（1948‐　）であると言えます。一九九六年、『患者よ、がんと闘うな』という著書で医学界に戦いを挑んだ近藤は、その後、乳がんをはじめとするがん治療のみではなく、医学・医療そのものを厳しく批判し続けています（近藤の主張の意義については拙著『哲学としての医学概論』の第13章を参照下さい）。さて、彼の『成人病の真実』という著書では、高血圧、高コレステロール血症（脂質異常症）、糖尿病などの「成人病」は治療の必要性があるのか、そもそもそれらは病気なのか、健診は有効なのかなどの問題がエビデンスに基づいて論じられています。最終的に、健診で指摘される生活習慣病は、治療の必要性もなく、健診も有効ではないとの結論にいたります。

生活習慣病は「高血圧、脂質異常症、糖尿病、がん、心疾患、脳血管障害」などが含まれます。かつて成人病と呼ばれていたこうした病気が生活習慣病と呼ばれる経緯について「日野原重明氏が、成人病を生活習慣病と呼ぶよう提唱をはじめ、一九九六年に答申として、厚生大臣の諮問機関である厚生衛生審議会で「成人病」を「生活習慣病」に変えることが決められました。このように「成人病」も「生活習慣病」も学問的な用語ではなく、行政用語である」（近藤 2004, 二一四頁）と指摘し、この名称変更による影響を三点にまとめています（同、二一四頁）。少し表現を改めてその要旨を紹介します。

(1) 食物や環境中の発がん物質や有害物質を減らすことは行政の仕事であるのに、人々はそのことに気づきにくくなる。
(2) 各疾患は老化現象としての側面が強いのに、そのことに気づきにくくなる。
(3) 人々はライフスタイルの変更に駆り立てられるようになる。結果的に、官僚、医者、製薬業界、健康補助食品の業界に利益をもたらす。

近藤は和田秀樹との対談のなかで「大人になってかかる病気はほぼ老化現象」と指摘し、さらに以下のように述べています。

「生活習慣病」のネーミング一発で国民は「カラダにいいことを、なにかしないと」って、右往左往するようになって、健診が盛んになって、官僚、医療界、製薬業界、製造業界、食品業界…各方面に膨大な利益をもたらしたことは間違いない。結局、職場健診やがん検診は、土木工事なんかと同じ、〝公共事業〟なんです。税金から資金を補助し、産業を保護・育成しているわけ（近藤、和田 2018，五九頁）。

もちろん、イリッチ同様、近藤は医学を否定しているわけではありません。成人病には治療すれば寿命が延びる「本物の病気」があり、それらに対しては医療的介入が有効であると明言しています（近藤 2004，二七五頁）。それらには一型糖尿病、抗がん剤が有効な白血病、褐色細胞腫などによる二次性高血圧などを挙げることが出来ます。

生活習慣病という概念には、食生活、運動習慣、禁煙、節酒、適切な休養、ストレスの軽減などの日々の生活習慣の見直し・改善により、病気が防げるという期待が込められています。もちろん、それは基本的に正しい主張ですが、同じような食生活をはじめとする生活習慣を行っていても、糖尿病になったり高血圧になる人が少なくないのが現実です。生活習慣病といわれる病気は、遺伝的要因（いわゆる体質）も関わり、また加齢とともに発症率は高くなります。生活習慣病とされるものの多くが、生活習慣だけではなく、遺伝的要因や加齢も大いに関与しているにもかかわらず、またそのことを医療者はみな知っているにもかかわらず、その他の要因を名称から削除して単純に「生活習慣病」と呼ぶことに、著者も強い違和感を覚えます。「生活習慣病」という言葉が広がった今、そのように診断された人たちの中には「こうした病気になるのは、あなたの生活習慣が悪かったからだ」と社会から非難されるように感じる人がいるでしょう。「生活習慣病」という言葉がまかりとおる世の中は、病気を個人の責任（もちろんその影響も全くないとは言えないでしょうが）に帰し、「病気の人を裁く不寛容な社会を反映している」と言えば言いすぎでしょうか。筆者は「生活習慣病」が「生活習慣関連病」あるいは「生活習慣関連・加齢病」と名称変更されるべきだと考えています。実際、英語で生活習慣病は“lifestyle-related disease”と表現されているのですから。

以上、医学が追及する価値の問題を概観してきました。医学は、柏祐賢が指摘した第三の科学、つまり目的／価値追及的科学です。現在は、医学が追求する価値概念の見直しやその効果が厳しく問い直されている時代なのです。われわれには、医学が追求する価値、特に健康という概念を批判的に吟味し、苦しみや死を受容するようなより包括的な概念として再構築することが必要とされているのではないでしょうか。結局このことは、人間は何のために生きるのか、死とは何かなどの、哲学的問題を現代において問い続ける作業です。さらに、単に現代医学が健康価値を実現していない、あるいはそれを妨げているとと批判するだけではなく、健康概念の再考を通じて、現代医学が新たな健康価値を実現していくにはどうすればよいのかを建設的に議論することが必要であると筆者は考えます。

3 まとめ——現代医学を支える三つの座標軸と価値の問題——

これまでの議論（第3講から第10講）の要点として、以下の四点を確認しておきたいと思います。

一点目としては、医学は、科学論（広い意味での認識論）と人間観（広い意味での存在論）、さらには医療倫理や医療制度という三つの柱に支えられ（あるいは規定され）ながら、実現すべき価値を目指す第三科学であるという点です［図2・3］。三つの座標軸と実現すべき価値という四つの観点から医学を考えるという立場を本書では提示しました。科学論に関しては、かつての生物医学のみではなく、一九九〇年初めからの臨床疫学を方法論とするEBMが台頭してきました。これらはいずれも科学的な営みですが、現在では物語（ナラティブ）、緩和医療、医療コミュニケーションなどの言葉が医療の中で使用されることからもわかるように、人文学的あるいはベルクソン的に言うなら直観や共感といわれる認識方法の重要性も医学で認められてきています。一方、医学における人間観（存在論）の問題としては、以前のように人間を単に生物学的次元から理解するのではなく、生物・心理・社会という理解を経て、生物・心理・社会・精神《スピリチュアル》というそれぞれの次元から人間や病気を理解する動きも始まっています。こうした認識論と存在論は、互いに影響し合っていることは明らかです。もしわれわれ人間が単なる物質の集合体であるならば、「分析」を方法とする科学的認識で十分でしょう。しかし、人間が上記のような多元的な存在であるならば、それにふさわしい認識方法が必要とされてきます。このように医学という学問において、そもそも人間とはどのような存在であるのかという存在論と、その人間をどのように理解するかという認識論の問題は密接に関連し合っているのです。さらに、医学は単なる学問ではなく、人間を対象とした（狭義には）治療を目指す実学、応用科学であるがゆえに、医療倫理や医療制度への配慮が欠かせません。これが医学・医療を考える第三の座標軸です。すでに述べてきたように、臨床医学においてはこうした医療倫理や制度の問題が、実際の医療に大きな影響を与えます。そして、特に医療倫理の問題は、人間をどのように理解するのかという人間観とその人間を理解するための医学的方法論とも密接に関連しあいます（新たな医学研究方法の出現がもたらす倫理問題など）。つまり、医学はこうした三つの座標軸に支えられながら（あるいはこの三つの座標軸の枠組みの中で）、医学／医療がめざす価値／目標を実現しようとする営みです。

二点目は、現代医学をめぐるこれまでの様々な議論や試みは、「生物医学」への批判がその基盤にあったという点です。本書で取り上げた問題に関しては、［図10］のように図示することが

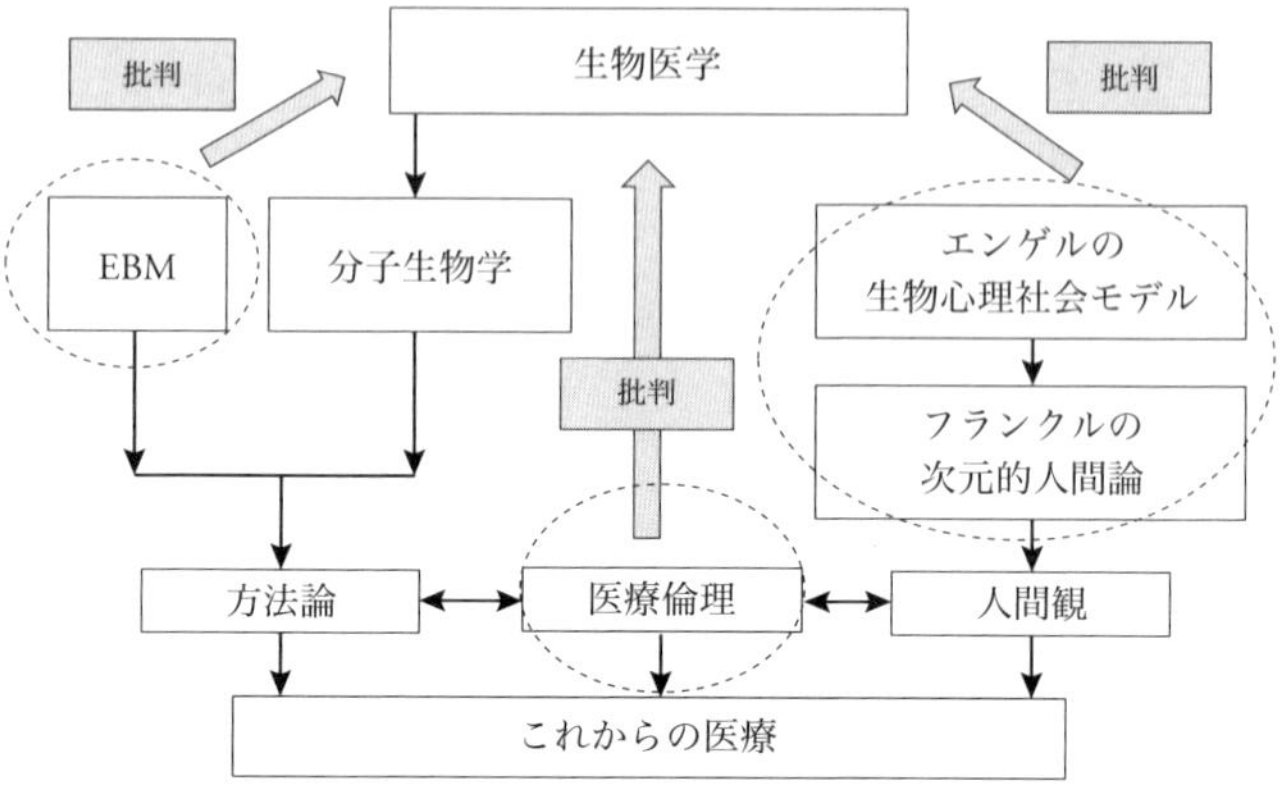

図10 **生物医学への批判**

生物心理社会モデルと次元的人間論、およびEBMそれぞれの立場から生物医学への批判と克服が試みられた。これからの医療を考える際には、方法論、人間観、医療倫理からの複眼的視点が不可欠である。詳細は本文参照。

できるでしょう。ガイアットのEBM（第4講）も、エンゲルの生物心理社会モデル（第5講）も、ともに生物医学が有する限界をそれぞれの立場から指摘し、それを克服しようと試みるものでした。医療倫理にも、人間を単なる生物あるいは実験のための道具としてみなしてはならないという考えが基本にあります。さらに、人間を精神的次元まで含む尊厳ある存在であると理解することが医療現場では求められます。確かに人間は生物です。しかし、それだけでは人間を正しく理解できません。医療倫理の根底にある考えも、人間を単なる生物と考える傾向の強い生物医学的態度を鋭く批判するものです。

三点目は、フランクルの次元的人間論です。著者はこの概念を理解しておくことが、今後の医学を考察するうえで極めて重要であると考えています。次元的人間論によれば、人間は生物

心理社会　精神《スピリチュアル》という次元から理解できるとしても、科学が示すのは各々の科学的研究の平面に映し出されたそれぞれの次元の投影図にたとえられるという考えです［図6・3］。実際の人間ではそれぞれの次元が統一されています。フランクルが述べるように、人間は「多様性にもかかわらずの統一」（unity in spite of multiplicity）（Frankl 1988, p. 22）なのです。われわれが注意しなければならないのは、人間は生物学的観点からすべて説明できる、あるいは心理学や社会学的観点からすべて説明できるとする「生物学主義」「心理学主義」「社会学主義」などの「科学主義」に陥ることです。これらは、それぞれの学問研究を過度に一般化して人間を理解しようとし、人間は「〜にすぎない」と理解します。現在では、特に脳科学を過度に一般化して、人間の思考や自由も、すべて脳の働きから理解できると考える傾向にあると思われます。フランクルは科学主義に対して「人間の自由を隠蔽し、またそのことによって人間が責任ある存在であることを隠蔽する」（フランクル 2002, 八一頁）と批判します。次元的人間論が示すように、科学が扱うのはそれぞれの科学の平面に投影された投影図——あるいはそれぞれの科学という眼鏡を通してみられた人間像——であることを理解すれば、このような科学主義の誤りは容易に理解できるでしょう。

四点目は、第三科学としての「医学が追求すべき価値は何か」という問いが、現在厳しく問われているという点です。イリッチや近藤の批判も、実現すべき価値（あるいは医学という学問のそもそもの存在理由）が漠然としたままで、とにかく「治療」「予防」「健康」を目指そうとすることは、医療化（病気とはそれまで考えられていなかった人間の活動や状態——例えば出産、犯罪行為、不安、老化、精神的苦痛など——を、医学的に治療（介入）すべき対象、つまり「病的な現象」と考え、医学・医療が及ぶ領域を拡大すること）を推し進め、われわれの不安を増大させ、医療産業や医療による社会的支配を強めるという点にあるといえるでしょう。また、第8講で取り上げた「人格主義生命倫理学」も、医療化を批判するものです。例えば、終末期患者に対する人工的なあるいは強制的な延命治療は、「執拗な治療」の可能性があるとして、人格の尊厳を目指した「真に人間的な医療」（秋葉 2014, 四九頁）を人々は求めているのだと秋葉は指摘します。

新たな健康概念を模索するには——すでに一九四六年に作成されたＷＨＯの健康の定義にあるように——単に病気の欠如を目指すものではなく、死、苦悩、老いなど、かつて医学が避けようとしてきた問題、なんとかして克服しようとしてきた問題をもう一度考え直すことが必要です。実際、現代医学においてこうした問題が射程に入れられ、見直しが行われつつあります。例えば、緩和医療は、死を医学の敗北とするのではなく、人間は死すべき存在であることを認めたうえで、それでもなおどのようなケアが可能かを考え、実践します。また、フランクルは、人生を価値あるものとするには創造価値、体験価値のほかに、態度価値という概念を提唱し、苦しみや変えられない運命に対して人間がどのような態度をとるかが重要であると考えました。フランクルはわれわれに「態度価値」という価値を発見してくれたと言えるでしょう。またサンデルが引用したウィリアム・メイによる「招かれざるものへの寛大さ」という概念も変えられない状況への謙虚さを促すものといえます。さらに、欧州の生命倫理が「傷つきやすさ」（vulnerability）を重視する背景には、死や人間の弱さから目をそらさない態度の重視があるといえます。この欧州の生命倫理に関する論文の中で、倫理学者のレントルフ（Rendtorff, J. D.）は「現代主義が有する意図」(modernist agenda) が「あらゆる苦しみの排除」に基づいていると指摘します（Rendtorff 1998）。現代医学は究極的に「不死」を得ようと考えているが、その場合、われわれはもはや人間ではないと述べています。彼はこの論文の中で「傷つきやすさを減じようとする現代主義的意図」にとらわれることなく、よりよい人生を保証するような「傷つきやすさ」の在り方を模索するべきだと述べる研究者の意見を引用しています。これまでの医学がそうであったように、人間が死すべきこと、傷つきやすいことをとにかく排除しようとするならば、このことは個人の要求（ニーズ）を増大させ、医療費は増大し、政府の財政はもはやそれに応える余裕はなくなると指摘しています。

医学が何を実現すべき価値と考えるのかは、今後の大きな課題です。この課題に向き合うためには、医学・医療の利用者であるすべての人間が、老いや死や傷つきやすさという人間の本来の姿を受け入れることがまず必要ではないでしょうか。こうした考察を通じて共有される価値——おそらくそれは、治療、予防、健康増進だけではなく、人間（人格）の尊厳を含む価値——を実現するためには、医学における科学はいかにあるべきか（科学論）、人間をどのように考えるべきか（人間観）、医療倫理や医療制度はいかにあるべきかが、再度問われる必要があります。こうした問題を考え、よりより医学を創造するのは、医療者だけではなく、医学を利用するすべての人間の課題でもあります。

引用文献・参考文献

Illich, I. (1976) *Limits to Medicine: Medical Nemesis: The Expropriation of Health*. Marion Boyars Publishers.（イリッチ I．(1998)『脱病院化社会――医療の限界』金子嗣郎訳、晶文社）

Frankl, V. E. (1988) *The Will to Meaning: Foundations and Applications of Logotherapy*, Meridian.

Rendtorff, J. D. (1998) The second international conference about bioethics and biolaw: European principles in bioethics and biolaw. *Medicine, Health Care and Philosphy*. 1(3): 271–274.

秋葉悦子（2014）『人格主義生命倫理学――死にゆく者、生まれてくる者、医職の尊厳の尊重に向けて』創文社

近藤誠（2004）『成人病の真実』文藝春秋

近藤誠、和田秀樹（2018）『やってはいけない健康診断 早期発見・早期治療の「罠」』ＳＢクリエイティブ

フランクル Ｖ．Ｅ．（2002）『意味への意志』山田邦男監訳、春秋社

第11講　現代医学の諸問題　Ｉ
——研究不正の問題を考える——

第11講と第12講では、これまでの議論を踏まえて現代医学のいくつかの問題——研究不正の問題と疑似科学の問題——を考えてみたいと思います。

1　ディオバン事件

降圧薬は、もっともよく利用されている薬剤の一つです。現在日本で使用できる降圧薬は五種類あり、それらはカルシウム拮抗薬、アンジオテンシンⅡ受容体拮抗薬（ＡＲＢ）、アンジオテンシン変換酵素（ＡＣＥ）阻害薬、利尿薬、β遮断薬（あるいはαβ遮断薬）です。最近では「ＡＲＢとカルシウム拮抗薬」あるいは「ＡＲＢと利尿薬」など、複数の降圧薬を組み合わせた配合剤の使用も増えています。このうち、カルシウム拮抗薬は血管壁にある平滑筋の収縮を妨げることで血管を拡張させ、血圧の上昇を抑えます。先に第３講でレニン・アンジオテンシン・アルドステロン系について説明しました。ＡＣＥ阻害薬、ＡＲＢともにこの系に関わります［図３・１参照］。ＡＣＥ阻害薬はアンジオテンシンⅠをアンジオテンシンⅡに変換する酵素（アンジオテンシン変換酵素ＡＣＥ）の働きを阻害します。このことにより、血圧上昇を抑えます。しかし、副作用として「咳」がよく知られています。その後、アンジオテンシンⅡ受容体拮抗薬（ＡＲＢ）が開発されました。これは血管平滑筋や副腎皮質に存在するアンジオテンシンⅡ受容体を直接ブロックすることで降圧作用をもたらします。各製薬会社がＡＲＢの開発に力を注ぎました。そして問題のディオバン（一般名バルサルタン）は国内では三番目のＡＲＢとして二〇〇〇年にノバルティスファーマから販売されました。

薬というのは、医学的には病気の治療や予防にとって貴重な生理活性物質です。また、薬理学的には研究対象として非常に興味深い物質です。しかし一方で、薬は製薬会社にとって「商品」でもあります。製薬会社には、医薬情報担当者（medical representative: MR）がいて、薬剤の有効性・安全性・副作用などの情報を医師や薬剤師に提供してくれます。もちろん会社にとってＭＲとは、セールスを伸ばしてくれる重要な「営業マン」であることは否定できません。現代医学を支える主要な柱の一つが科学であり、これまで述べてきたように、現代医学では特にエビデンス（科学的根拠）が重視されます。信頼性の高いエビデンスに支えられた新薬であれば、医療者は率先してその薬剤を使用します。患者さんの病気を治療し、特に副作用を軽減するためにも。医薬情報担当者が、自社の薬剤がどれだけ優れているのかを示すエビデンスを提示しながら、医師に薬剤を宣伝する姿はどの病院でも見慣れた光景になっています。

いわゆる「ディオバン事件」は、ARBの一つであるディオバンを使用したグループでは、ARB以外の降圧薬で治療したグループに比べて心疾患や脳卒中などの合併症が三九％（Mochizuki, S., et al. 2007）あるいは四五％（Sawada, T., et al. 2009）も少なくなるという論文に端を発します。両者はそれぞれ三、〇〇〇人以上の被験者を用いた大規模臨床研究の結果をまとめたものであり、慈恵会医科大学と京都府立医科大学を中心に行われ（その他、滋賀医科大学、千葉大学、名古屋大学）、それぞれは「慈恵ハート研究」「京都ハート研究」と呼ばれました。

高血圧というのは、通常自覚症状がない病気です。脂質異常症も糖尿病も最初は自覚症状がまずありません。しかし、放置しておくと脳梗塞、脳出血などの脳卒中や心筋梗塞などの心疾患、糖尿病であれば腎不全や失明などの重い後遺症を残す可能性が高いため、予防が必要と考えられているのです。ですから、単に降圧薬を内服して血圧が下がるだけではなく、心疾患や脳卒中を実際に減らせることを示す研究結果は大きなインパクトを持ちます。ディオバンがARB以外の降圧薬よりも三九％あるいは四五％と劇的に（！）心疾患や脳卒中を含めた複合心血管イベントを減らすことができるというのは驚きの結果でした。これらの結果と様々な商業医学雑誌での広告によって、ディオバンは大きく売り上げを伸ばし、二〇〇九年の年間売り上げは一四〇〇億円以上となりました（桑島 2016, 三六頁）。これは同じARBのブロプレス（一般名カルデサルタン）に次ぐ売り上げで、大ヒット商品となりました。

しかし、その後これらのデータが実は捏造されたものであったことが発覚します。慈恵ハート研究の論文（二〇〇七年）は二〇一三年にランセット誌から「撤回」されました。京都ハート研究の主論文（二〇〇九年）は二〇一三年に欧州心臓病学会学会誌から「撤回」されました。京都ハート研究の研究責任者であった教授は二〇一三年に退職しています。

このディオバンの論文に早くから疑念を抱き、その後も鋭く追及してきた人物の一人が臨床研究適正評価教育機構理事長の桑島巖です。桑島は過去にディオバンのＲＣＴデザインでの研究（ＶＡＬＵＥ試験）にも言及していました。その研究はＡＲＢのディオバンと当時多くの患者に使用されていたカルシウム拮抗薬アムロジピンの効果を比較した大規模臨床研究でした（Julius, S., et al. 2004）。この研究は三一か国から一五、二四五人を対象とし、平均追跡期間は四・二年、二重盲検無作為化比較試験（ランダムに患者を分け、しかも医師も患者もどちらの薬を内服しているのかわからない）という、研究デザインとしては非常に質の高いものでした。また、研究資金はノバルティスが負担をしていました。しかし結果は、複合心イベント発生率（心疾患発症及び心疾患による死亡）は、両群で有意差が無く（ハザード比一・〇四、九五％信頼区間0.94–1.15、有意確率Ｐ＝0.49）、ディオバン優位の結果は得られなかったというものでした。

ところが京都ハート研究の結果はＶＡＬＵＥ試験をはるかにしのぐディオバン優位の結果を示しており、にわかに信じがたいとの思いが桑島にはあったようです（同、二五頁）。また、京都大学附属病院循環器内科の由井芳樹はランセット誌にこれらの研究への「懸念（concern）」を投稿し（二〇一二年）、日本医事新報にも同様の懸念を投稿します（二〇一二年）。その内容は、例えば、京都ハート研究で、ディオバン治療群と非ARB治療群ではそれぞれ一、五〇〇人以上の被験者がいますが、研究を始める前の収縮期血圧、拡張期血圧がともに157mmHg、88mmHgで完全に一致しているだけではなく、治療後の収縮期、拡張期血圧もディオバン治療群と非ARB治療群で共に133mmHg、76mmHgと完全に一致していることなどを指摘したものでした。さらに、東京大学（当時）の興梠貴秀医師が京都ハート研究のサブ解析の論文（日本循環器学会誌 *Circulation Journal*）に掲載されている表の数値がありえない値であることを指摘しました（同、五八頁）。例えば、血清ナトリウムの値が「143±41mmol/L」、血清カリウムの値が「4.5±9.3mmol/L」などです。通常こうしたデータは「平均値 ± 標準偏差」であらわされます。カリウムを例にすると、「−4.8から13.8mmol/L」の間に被験者の六八%が含まれることを示します。まず、カリウム血がマイナスになることはあり得ませんし、カリウム値は8mmol/Lを超えると心停止を起こしうる値です。

これらの指摘を受けて、国内外のマスコミも大きく報道し、日本循環器学会が京都府立医科大学に調査を要請。二〇一三年五月から「京都ハート研究」の調査が始まり、その結果が同年七月に公表されました。そこではディオバンを服薬していたグループでは、本当は心血管複合イベントが「ある」のに「ない」として解析されていたり、逆にディオバンを内服していないグループでは、実際は心血管複合イベントが「ない」のに「ある」として解析されるなど、ディオバン有利にするための「意図的な改竄」が明らかにされました（同、六五頁、八二頁）。

2　問題点はどこにあったのか

このディオバン事件の問題点はどこにあったのでしょうか。様々な角度からの考察が可能でしょうが、まず科学的方法論という観点から考えたいと思います。

(1)　研究デザインとしてのPROBE法

ディオバンに関わる一連の研究ではPROBE（Prospective Randomized Open Blinded-Endpoint）法が用いられました。PROBE法は医師も患者もどちらのグループに割り当てられたのかを知っていますが（この点が、先に見たVALUE試験で用いられた二重盲検無作為化比較試験と大きく異なります）、エンドポイントの判定は割り当てを知らない独立した委員会によって行われます。このエンドポイントは、心筋梗塞、心臓死、総死亡などの「ハードエンドポイント」と、狭心症による入院、心不全による入院、一過性脳虚血発作（transient ischemic attack: TIA）などの「ソフトエンドポイント」の二つに分けられます。後者の場合には担当医の意図（バイアス）が介入しやすい「非客観的なエンドポイント」とも呼ばれます。慈恵ハート研究も、京都ハート研究も、心筋梗塞、心臓死、総死亡などのハードエンドポイントでは差がついておらず、担当医の意図が入りやすい非客観的エンドポイントで差がついており、そのことで結果的にディオバン使用群で複合心血管イベントが大きく下がった可能性を（慈恵ハート研究で三九％、京都ハート研究で四五％）、桑島は著書の中で鋭く指摘しています（同、三四頁）。確かに、ＰＲＯＢＥ法では担当医がこの患者がどちらのグループかわかっているために、ディオバンを使用しないグループの患者を入院させて、ディオバンの結果をよく見せることは可能です。つまり、今回の研究の問題点として、担当医のバイアスが介入しやすいソフトエンドポイントを含んだ解析が行われた点、そしてそもそも二重盲検法を用いないＰＲＯＢＥ法を用いた点が指摘されました。[注]

注　「ＲＣＴの限界とＰＲＯＢＥ法の問題」医療維新（二〇一四年一〇月二二日）アクセス日　二〇一九年一月二日　https://www.m3.com/news/iryoishin/262565

(2)　製薬会社の影響

研究費がなければ研究はできません。研究資金は科学研究費などのように国からの予算もありますが、それだけでは十分ではなく、臨床系の教室では製薬会社から資金提供を受けた研究が行われるケースが多々あります。興味深いデータがあります。製薬会社などの営利団体から資金援助を受けた研究のほうが、営利団体以外から資金援助を受けた研究よりもポジティブデータが出

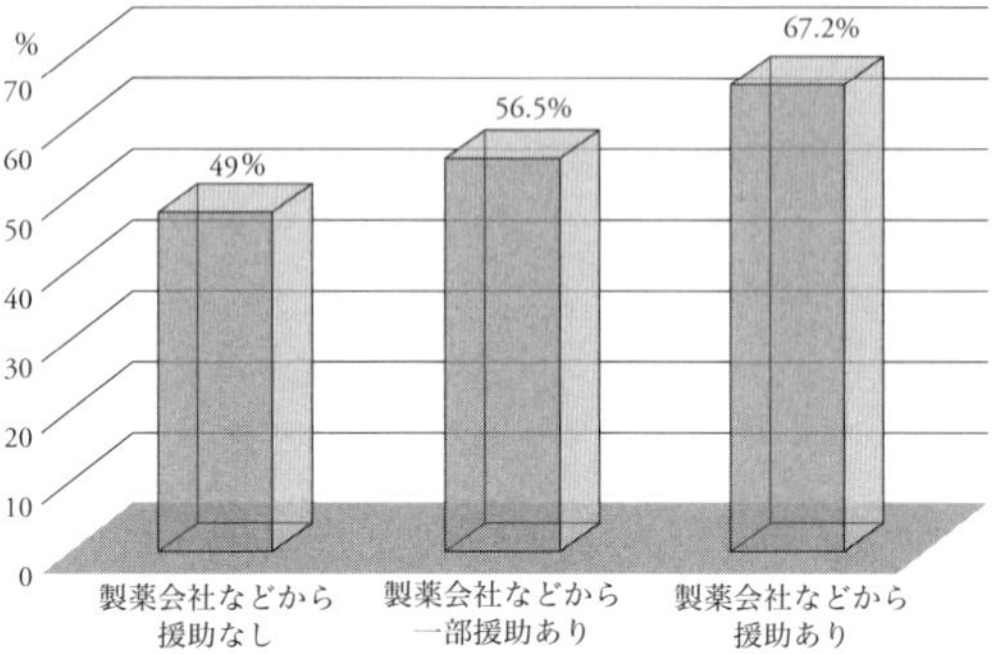

図11　**標準的な治療よりも新しい治療のほうが有意に効果があるとする研究の割合**（Ridker P. M et al., 2006.）

やすいという研究です［図11・1］。リドカーラは、二〇〇〇年から二〇〇五年の間に *The Journal of the American Medical Association* や *The Lancet*、*The New England Journal of Medicine* という一流雑誌に投稿された論文のうち、心血管に関する研究三二四本を調査しました。そのうち一〇四本の論文が営利団体以外から資金援助を受けていましたが、それらの研究では標準治療よりも新たな治療法のほうが有意に優れているとの研究結果は五一本（四九％）。営利団体から資金援助を受けていた一三七件の研究のうち、標準治療よりも新たな治療法のほうが有意に優れているとの研究結果は九三本（六七・二％）。両者から資金援助を受けている六二本の研究では、三五本（五六・五％）が標準治療よりも新たな治療法のほうが有意に優れているとの研究結果を示していました。これは、統計学的にも、営利団体からの資金援助を受けている場合、ポジティブな結果が出やすいことを示しています。資金提供を受けている見返りに、やはりその会社に有利な研究結果を出したいという心理が研究者（医師）に働くのはある意味で当然かもしれません。しかし、それでも客観的なデータを出すように努力するのが研究者です。今回のディオバンに関する研究では、大阪市立大学客員講師という肩書をもつ「ノバルティスの社員」が統計解析に関わっていました。「京都ハート研究」をめぐる裁判で、この人物が「意図的にデータを改ざんしたと推認される」と指摘されています（二〇一七年三月一六日　東京地裁判決。河内 2018, 三〇一頁）。

　ところで、こうしたディオバン事件を通じて、「製薬会社は悪」だとする短絡的な考えには著者は強く反対します。薬がどれだけ治療や予防にとって重要であるかは論を待たないでしょう。もし、薬の提供が中止すれば、どれだけ多くの人々が苦しむでしょうか。また製薬会社は新薬を開発し、よりよい（それは従来の薬剤に比べて優れた効果を有する、あるいは副作用が少ないなど）薬剤を提供してくれます。製薬会社がスポンサーとなって臨床研究を援助してくれることも、実際の薬剤の効果あるいは副作用を評価するという観点から、医療者にとってはありがたいことです。だからこそ、医療者は適切な科学的方法論に則った臨床研究を行い、偽りのない（という表現をしなければならないことも残念ですが）研究結果を提示する義務があります。そのことが製薬会社に対する、そして何よりもその薬を必要とする患者さんに対する義務あるいは研究者としての良心であることをあらためて確認したいと思います。

(3) 臨床疫学・医療統計学の専門性

今回の事件の背後にある問題点として、研究担当者たちの臨床疫学・医療統計学に関する知識の不足があった点が挙げられると思います。

例えば、「京都ハート研究」の研究責任者であった京都府立医大の教授は他大学から就任しましたが、もともとは主に基礎研究で論文を書いていました（それらの研究にも不正があったことが後に明らかになっています）。先に見たように、主要な医学研究として、分子生物学的な基礎研究と疫学研究があると述べましたが、疫学的手法を用いた臨床研究で博士号を取得してきた臨床系の教授や教員はいまだ少ないのが現状です。よって、ディオバン研究が「医師主導型研究」であったとされますが、研究を主導するはずの医師たちの方法論の「弱み」から実際には製薬会社主導になってしまっていたと推測されます。今後医学教育の中で臨床疫学・医療統計学に強く、研究者倫理をしっかり身に着けた研究者の育成が強く望まれます。

3 一連の事件から何を学ぶのか——科学的であることを問い直す——

このディオバン事件からは、多くの教訓を学ぶことが出来ますが、ここでは「科学的であること」を再度考えたいと思います。

第3講および第4講において述べたように、医学の方法論はそれまでの分子生物学を中心とする生物医学的な方法だけではなく、現在ではEBMを支える臨床疫学が重要となっています。また科学的研究の階層性という概念を紹介し［図4・1］、人を対象とする研究がより重視されることを紹介しました。

しかし、今回の一連の研究は、人を対象とした比較的質の高い科学的研究方法に基づく研究であるように見えても、研究に関わる人物がそもそも不正（データ改ざん）を行っていれば——当たり前ですが——その結果は信頼できないことを教えてくれます。科学的研究への信頼は、「研究者・科学者は不正を行わない」という前提のもとに築かれています。ディオバンをめぐる一連の研究では、その前提そのものが崩れているのです。なぜ研究者は不正を行ったのか。その背景にある理由として「研究者たちの名誉欲や製薬会社の利益至上主義によってゆがめられた科学が、薬を売るための道具となっている」（河内 2018，三頁）という指摘は否定できないでしょう。言い換えれば今回の事件は、科学が人間による営みであることをあらためて認識させてくれるものです。それゆえ、科学的研究といえども、われわれは常に批判的な視点で論文を吟味しなければなりません。また一方で、医療倫理の中で、研究者倫理がますます重要となるのです。

ところで、第1講において科学知識は科学者たちによってその知識が正しいと共有されている点に触れました。正しいと証明するためには、追試験され、結果の正しさが再確認されることが必要です。しかし、人を対象とする大規模研究であれば多額の研究費用と数年の時間を要し、それを実際に追試験することは容易ではありません。では、なぜ多くの高血圧学会幹部たちもその研究結果をほとんど疑わず、共有された知識であるかのように認識していたのでしょうか。一つの大きな理由は、慈恵ハート研究はランセット誌という超一流雑誌に掲載され、京都ハート研究も欧州心臓病学会学会誌 *European Heart Journal* という一流雑誌に掲載されたことが挙げられるでしょう。この時点で多くの医師は「こうした一流雑誌に掲載されるのだからその結果は正しいと認められたのだろう」と考えます。医学を含め、科学的知識とされるものはその分野の科学者たちによって共有された集団的知識です。しかし、どのような根拠に基づいてその科学知識の正しさが共有されているのかを問いただすことは、真の科学／医学の進展のために必要であることを、このディオバン事件から学びたいと思います。

ディオバン事件では、実際にサリドマイド[注]などと違い、人体への害（薬害）を与えているわけではないと考える人もいるかもしれません。しかし、日本の臨床研究への信頼を大きく貶めたこと、さらには少なくとも医療経済上大きな問題点があることは確かです。例えば二〇一二年、ディオバン論文が撤回される前年の薬価は、ディオバン四〇ミリグラムで六六・八円、八〇ミリグラムで一二五・三円、一六〇ミリグラムで二四三・八円。一方で、カルシウム拮抗薬であるアムロジピン（ノルバスク［ファイザー製薬］やアムロジン［第一三共製薬］のジェネリック）の薬価は五ミリグラムで一五円前後、一〇ミリグラムで三〇円前後でした。一人当たり年間の医療費はディオバン八〇ミリグラムを使用したとして一五、二四五円（三割負担）、アムロジピンなら一〇ミリグラムを内服していたとしても三、六五〇円前後の自己負担（三割負担）ですみます。もし、ディオバンとアムロジピンにそれほど臨床上の差がないのであれば、アムロジピンの処方を望む患者さんは多くいたと思われます。

注

妊婦が「つわり」の症状を抑えるために内服し、胎児への催奇性をもたらし社会問題となった薬剤。市販薬でもあった。日本では一九五八年に販売開始され六二年に販売中止。わかりやすい解説は、全国民医連による以下のホームページを参照。https://www.min-iren.gr.jp/?p=35749（アクセス日　二〇一九年三月二〇日）

最後に、筆者はそれでもやはり科学は基本的に信頼できる営みだと思っていますし、信頼される営みにならなければいけないと思っています。今回の事件では、「二つの臨床研究に対し疑義を発信する研究は、琉球大学の植田真一郎教授や東京大学の山崎力教授などごくわずかであり、本来正しい情報を発信すべき日本高血圧学会の幹部、ガイドライン作成責任者たちは批判するどころか宣伝に荷担するという有様だった」（桑島 2016, 三三頁）当時において、二〇〇九年に桑島ら七名でＮＰＯ法人臨床研究適正評価教育機構を立ち上げ、ディオバン研究の問題点を追及し続けた活動がありました。また、ランセット誌にディオバン研究に対する懸念を投稿し掲載された由井芳樹医師の努力がありました。また、マスコミも事実を粘り強く追求しました。そして、結果的に二つの論文はランセット誌、欧州心臓病学会誌から撤回されました。科学的に「おかしい」との疑問を提示し、その疑問が正しければ修正するという「自浄作用」が――結果的には――ディオバン事件で働いたともいえるのです。

4　科学と社会、医学と社会

こうした研究不正を論じた『背信の科学者たち』という興味深い著書があります。これは一九八二年にアメリカで出版された一般読者向けの著書ですが、その中では科学者がなぜ研究で嘘をつくのかについて書かれています。この著書の中では、こうした欺瞞が現在に始まったことではなく、すでに過去の著名な科学者にも認められることを紹介しています。プトレマイオスは、自分で実験したのではなく、ギリシャの天文学者の研究を盗用したこと、ガリレオの実験結果は再現不能で信頼性が疑わしいこと、メンデルの実験結果は「できすぎ」ていること（弟子がメンデルの期待に合うような結果を導いたのではないかと推論されている）などが紹介されています。

著者らは、人々（科学者自身も）が抱いている科学観を、「伝統的な科学観」と呼びます。それは、①科学における認知構造、②科学的主張の検証可能性、③科学者による審査（ピア・レビュー）過程の三項目として要約できるとしています（ウィリアム 2014, 二五–三二頁）。①の科学における認知構造とは何でしょうか。科学者は注意深い観察や実験によって事実を見出し、そこからその事実を説明する推論や仮説を展開し、さらにその仮説から様々な現象が繰り返し検証され、法則性を獲得していくという、そのプロセスをこう呼んでいます。②は、他の科学者たちによる検証が可能であるということです。単に一人の科学者が主張しているだけではありません。③科学者による審査（ピア・レビュー）過程は、科学研究には研究費が不可欠ですが、その研究費配分について、政府に助言を与える専門家による委員会が、提出された研究申請書からどれが研究費分配に値する研究かを決める過程を指します。

つまり伝統的科学観では、「科学研究は、注意深い観察から仮説を作り、その仮説に基づいて様々な現象を説明して法則を作り上げるという明確な方法論がある。また科学的知識は何人もの専門家が検証して正しいと認められたものである。最後に、専門家による研究費の正しい配分により重要な研究はさらに進められていく」と考えます。

しかし著者らは、こうした科学観には、科学のもつ非合理的な要素、例えば科学者の「（この実験ではこうなるはずだという）信念」などは、無視されていると指摘します。そして「科学史を真理へ向かう一直線の客観的な進歩」（同、二〇九頁）としてとらえようとした初期の科学史家の考えにかわり、トーマス・クーンやより過激なファイアアーベント（Feyerabend, P. 1924–1994）などの科学哲学者あるいは科学社会学者の考えを紹介します。つまり、科学的知識はただ理性的・客観的営みではなく「レトリック、プロパガンダ、権力へのアピールなどの説得にまつわるあらゆる人間的な手段が、理論に対する支持を勝ちうるために大きな影響力を持っている」（同、二一一頁）と述べます。また、著者らはファイアアーベントの「科学的論争はその真価において解決されるのではなく、訴訟におけるように、提唱者の演出効果と弁舌の善し悪しによって解決される」（同、二〇〇頁）という主張を引用しています。

ディオバン事件を踏まえ、上記の引用を次のように言い換えることは可能でしょうか。つまり、「医学的論争はその真価において解決されるのではなく、研究者の名誉欲や製薬会社の意向、あるいは健康や医療に関わる既存団体の圧力によって解決される」と。医学という学問も、医療という実践も、社会の中で営まれます。医学研究には研究費が伴い、そのスポンサーの存在が公的であれ私的であれ不可欠です。医学研究者も現場で働く医療者も研究に必要であることは言を俟ちません。さらに製薬会社や健診に関わる組織、厚生労働省など、多くの人々や組織が医学研究に関わります。だとすれば、医学・医療はこうした研究者や医師の名誉欲・出世欲や組織の圧力などの要因から自由ではあり得ません。しかし一方で、例えば研究者の名誉欲や出世欲が、夜遅くまで熱心に研究に取り組む「動機づけ」になっていることも多々あるのです。上記の要因は、製薬会社は売り上げを伸ばすために画期的な医薬品を開発しようとするでしょう。実際、製薬会社はマイナスにばかり働くわけではありません。医学をめぐる人間の信念や欲望、様々な組織の圧力という社会的要因に配慮しながらも、何が「事実」であるのか、あるいは何が「より事実に近いと考えられるのか」を常に追求し見極める態度を、医療者も医療を利用するすべての人々も、もち続けなければなりません。それは医学を反省する医学哲学の態度です。

引用文献・参考文献

Julius, S., et al.（2004）Outcomes in hypertensive patients at high cardiovascular risk treated with regimens based on valsartan or amlodipine: the VALUE randomised trial. *Lancet* 363(9426): 2022–31.

Mochizuki, S., et al.（2007）Valsartan in a Japanese population with hypertension and other cardiovascular disease (Jikei Heart Study): a randomised, open-label, blinded endpoint morbidity-mortality study. *Lancet* 369(9571): 1431–9.

Ridker, P. M., Torres, J.（2006）Reported outcomes in major cardiovascular clinical trials funded by for-profit and not-for-profit organizations: 2000–2005. *The Journal of the American Medical Association*. 295(19): 2270–4.

Sawada, T., et al.（2009）Effects of valsartan on morbidity and mortality in uncontrolled hypertensive patients with high cardiovascular risks: KYOTO HEART Study. *European Heart Journal* 30: 2461–9.

Yui, Y.（2012）Concerns about the Jikei Heart Study. *Lancet*; 379(9824): e48. doi: 10.1016/S0140–6736(12) 60599–6.

ブロード　W.、ウェイド　N.（2014）『配信の科学者たち』牧野賢治訳、講談社

河内敏康、八田浩輔（2018）『偽りの薬　降圧剤ディオバン臨床試験疑惑を追う』新潮社

桑島巖（2016）『赤い罠　ディオバン臨床研究不正事件』日本医事新報社

由井芳樹（2012）「Valsartanを用いた日本の高血圧臨床試験の血圧値に関する統計学的懸念」『日本医事新報』(4595): 26–31

第12講　現代医学の諸問題 II

——代替医療や統合医療は疑似科学か——

「医学や健康の分野ほど、あやしげな信念や間違った信念、そしてときに有害な信念がはびこっているところはない」（ギロビッチ 1993, 二〇七頁）。これはある心理学者の指摘です。また有名な物理学者のロバート・パーク（Park, R. L. 1931–　）は代替医療が疑似科学（pseudo-science）であると批判しています（パーク 2001）。

実際、患者さんは（特にがんの場合など）、さまざまな代替医療を（必ずしも主治医に知らせずに）利用していることが多いといわれています。第12講では、疑似科学といわれる代替医療・統合医療の問題を考えたいと思います。なぜなら、この問題は現代医学を見直す医学哲学的考察につながるからです。

1　疑似科学と反証可能性

疑似科学の目安あるいは特徴として、科学哲学が専門である伊勢田は「その分野の中心的な主張が『正当科学』（現代の正統派の物理学・化学・生物学など）から否定されている」「自分達のやっていることが科学的であると主張したり、少なくとも科学の装いをまとっていたりする」という二点を挙げています（伊勢田 2003, 六頁）。また、村上陽一郎は、「一見自然科学と見えたり、あるいは自らそう主張したり、さらに自然科学の一部を取り入れたりしながら、なお、自然科学が具備すべきと考えられている諸々の要件を十分には備えていないと看做される知識領域を疑似科学と呼ぶ」（村上 1994）と定義します。

科学であるのか、疑似科学であるのかという問題で、よく引き合いに出されるのは科学哲学者のカール・ポパー（Popper, K. 1902–1994）であり、科学であるための要件として「反証可能性」（falsifiability）を提唱しました（Okasha 2002, pp. 13–17）。ある理論が反証可能であるということは、その理論が実験・観察によって検証可能であることです。「反証されえない理論は科学的ではない」のです。この立場からは、科学的な理論は常に実験や観察によって反証される可能性があり、それゆえ常に「仮説」にとどまりますが、それであるがゆえに科学的なのです。例えば、物理学者のパークは「科学はつねに自己を修正し、変化しつづけている。インチキ科学と正統科学を見分ける際には、変化に柔軟であるかどうかが、第一の目安となる」（パーク 2001, 四頁）とわかりやすく説明しています。このことは、通常の医療そのものも、常に科学的検証に開かれた態度が必要であることを再確認させてくれます。

2 代替医療・統合医療とは

先に引用したパークは、代替医療には何の根拠もないとし、通常の必要な医療を受けなくさせる危険があると指摘します（パーク 2001, 一三五頁）。まず、代替医療や統合医療の内容を概観したいと思います。代替医療あるいは相補・代替医療（complementary and alternative medicine: CAM）という言葉は、多くの場合、主流となっている従来の西洋医学とは別に利用されてきた歴史や起源を有する一連のヘルスケアシステムを意味します。[注1]代替医療の研究目的で一九九一年にＮＩＨ（米国国立衛生研究所）に開設された代替医療局は、一九九八年に国立補完代替医療センターとなり、二〇一四年には国立補完統合衛生センター（National Center for Complementary and Integrative Health: NCCIH）と名称が変わっています。この名称変更が示すように、最近は通常医療の代わりとしての alternative（代替）ではなく、通常医療と一緒に用いられるものが多いため、complementary（相補あるいは補完）の用語がよく使われ、さらに通常の医療と相補・代替医療とを合わせて統合医療 integrative medicine（または integrative health）という表現が好んで用いられています。NCCIHは相補・代替医療を天然物（natural products）と心身療法（mind and body practices）の二つに分類します。後者には、ヨガ、カイロプラクティック、瞑想、マッサージ療法、鍼灸、太極拳などが含まれます。また、アーユルヴェーダ、ホメオパシーなどは「その他」に分類されています。

現在日本でも、厚生労働省が「『統合医療』情報発信サイト」を開いて、統合医療に関する情報を「一般の方」にも「医療者」にも提供しています。[注2] ただし、これは統合医療を推進するためのサイトではありません。また、日本医師会は統合医療が混合診療を招くという点で強く批判しています。[注3]

注1　以下の説明に関してはNCCIHのHP（https://nccih.nih.gov/）を参照（本講で引用されるそれぞれのホームページのアクセス日はいずれも二〇一九年一月二〇日である）。

注2　http://www.ejim.ncgg.go.jp/pro/index.html。このサイト（特に「統合医療関連資料」）では、現在の統合医療のエビデンスを検証した論文を読むことができます。

注3　中川俊夫「統合医療に対する日医の見解」（日医白クマ通信 No. 1260［二〇一〇年三月一一日］）http://www.med.or.jp/shirokuma/no1260.html、および羽生田俊「統合医療とその問題点」http://www.med.or.jp/doctor/member/kiso/d20.html いずれも日本医師会ホームページより。

3　代替医療に対する批判

代替医療・統合医療の問題点はどの点にあるのでしょうか。『疑似科学と科学の哲学』という優れた科学哲学の入門書の中で著者の伊勢田哲治は代替医療を取り上げ批判しますが、その批判は以下の二点にまとめることができます。

(1)　証明に対する批判：代替医療の効果を明らかにするためには、プラセボ効果を出来るだけ排除する必要がある。それゆえ、二重盲試験の実施が困難な鍼灸などの代替医療においては、結果にプラセボ効果が含まれるため、その科学的証明が困難である。

(2)　機械論的自然観の問題：代替医療のもつ自然観が通常の医学のそれと相容れない。

さて、第4講で論じたように、ＥＢＭの考えが広まる中で、その治療法を評価する場合、病態生理に基づいているかどうかよりも、治療効果の有無が重視されるという態度が広がってきたことを確認しました（ＥＢＭが世界観から比較的自由であること）。よって、以下では二つの批判のうち、伊勢田の前者の批判を検討したいと思います。

4　証明に対する批判の検討

代替医療の主要な問題点はその効果の科学的エビデンスの不足にあることは誰もが認める点です。その証明に関して、プラセボ効果を出来るだけ排除しなければ科学的効果を証明したことにならないとする伊勢田の主張は、通常の医療そのものを見直すきっかけを与えてくれます。フレッチャーらは、そもそも実際の治療効果が、「自然経過（自然治癒）、非特異的効果（プラセボ効果およびホーソン効果）、その治療に特異的な効果」の総和としてあると述べます［図12］。プラセボ効果は、治療効果のある成分を含んでいない偽薬を飲んでも、患者さんが効果があると信じていると実際に治療効果が出ることです。ホーソン効果というのは、他人から観察されていることを意識するだけでもパフォーマンスが向上する効果です。このように、通常の医療そのものにすでに非特異的効果が含まれていることをフレッチャーらは教えてくれます。

新薬の効果などでは二重盲検（AとBの薬のいずれかを内服してもらう場合、医師も患者もA、Bどちらが新薬かを知らないで治療を行う臨床試験）が可能なため、特異的効果を検証しやすくなります。しかし、代替医療においては鍼灸や瞑想など、マスキング（盲検化）の困難さのために、特異的効果を証明することが困難なものがあります。そこで、治療効果の証明としては、少なくとも二通り考えられます。

第1の証明：自然経過よりも効果があるかどうかの証明（図の①と②あるいは①と③の比較）
第2の証明：非特異的効果を除いた特異的効果の証明（図の②と③の比較）

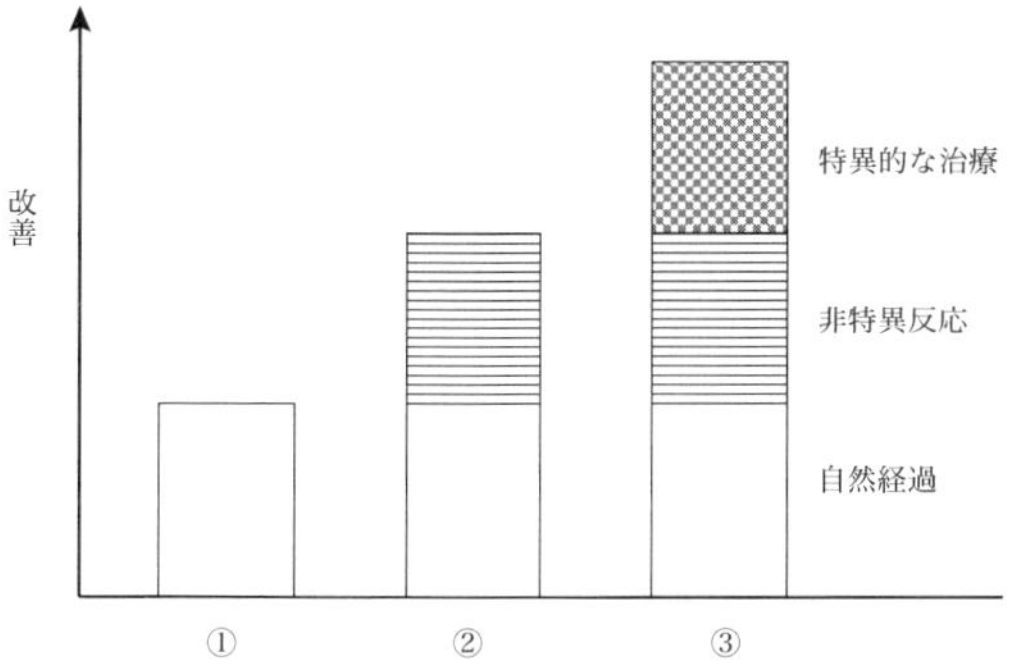

図12　**治療全体の効果**

①：自然経過での改善、②：自然経過と非特異的反応での改善、③：自然経過と非特異的反応と特異的な治療での改善。非特異的反応には、プラセボ効果とホーソン効果（他人から観察されていることを意識するだけでもパフォーマンスが向上すること）が含まれる。フレッチャーら（2006年、136頁）より一部改変して引用。

出典：杉岡『哲学としての医学概論』295頁

伊勢田が指摘するように、その治療の特異的な効果を証明するためには第2の証明が不可欠であるとしても、実際にはプラセボ効果をはじめとする非特異的効果も治療効果の一要素であり、実際の医療現場では特異的な効果のみで治療が行われるわけではありません。よって、まずはその治療をする場合としない場合でのトータルな治療効果の検証が重要ではないでしょうか。つまり、科学的研究がいまだ十分ではない代替医療では上記の「第1の証明」がまず必要だと思われます。これは代替医療に「甘い」基準を認めることなのでしょうか。そうではありません。むしろ一部の代替医療の実践者たちにとっては、「実際に効果はあるが、二重盲試験に対応できないから科学的に証明されないだけだ」という言い訳が出来なくなることにつながります。つまり、第1の証明さえもクリアできないなら、到底その特異的効果の証明はできないと判断せざるを得ません。

5 代替医療研究におけるアウトカム

代替医療研究が難しい理由は、アウトカム（その研究で評価する項目。例えば死亡率、病気の罹患率など）をどのように設定し、評価するのかという点にもあります。ある代替医療には「体質改善」や「健康増進」の効果があると主張するものがあります。これからの医学が治療医学から予防医学や健康増進をさらに視野に入れざるを得ない以上、代替医療による体質改善や健康増進効果の可能性を検証することは非常に重要だと考えられます。しかし、「体質」や「健康」をどのように評価するのかが明確でなければ科学的研究は不可能です。

また、研究を困難にするものに倫理的問題があります。ある代替医療の実践者が自信をもって「この外気功は通常の抗がん剤治療よりも延命効果がある」と考えているとします。では、この信念を検証するため、その代替医療を受けるグループと通常医療を受けるグループに無作為にがん患者さんを振り分け、無作為化比較研究（ＲＣＴ）を行うことはできるでしょうか。これはそもそも倫理的に困難です。

このように代替医療の検証では、科学的検証が行われづらい理由、行われても質の高い研究が困難な理由がいくつかあります。そのためにある意味ではいつまでも代替医療でとどまる可能性があります（効果があれば通常医療の中に位置づけ可能）。しかし、うがった見方をすれば、こうした現実があるために、その実践者たちが「効果が否定されていないのだから、効果がある場合がある」と主張するかもしれません。現実的には、代替医療・統合医療の研究としては、まずは症例研究や前向きコホート研究を地道に積み上げる必要があるでしょう。その後、より質の高い研究が行われることが必要であると思われます。

6　加算的折衷主義という批判

最後に、代替医療や統合医療を考える際に重要な視点として、精神科医のナシア・ガミー（Ghaemi, N. 1966– ）による「折衷主義批判」を紹介したいと思います。本書の第5講で、エンゲルの生物心理社会モデルを紹介しました。このモデルは広く受け入れられていましたが、ガミーはこのモデルを真っ向から批判しました。ここではその批判の一つを取り上げたいと思います。

ガミーは、生物心理社会モデル（ＢＰＳモデル）が折衷主義さらに加算的折衷主義であると批判しました。「BPSモデルの最も重大な欠点はその折衷主義 eclecticism である」（ガミー 2012, 一二四頁）と。折衷主義とは「任意の方法あるいはすべての方法をランダムに適用」するものであると説明します。そして、「すべての疾患が、生物学的、心理学的、および社会的な構成要素を持つという主張は、真であるとしても、それは平凡で月並みな真理」なのであり、「そうした構成要素は疾患を引き起こすのに実際どのように相互作用するのかという問題や、それに関連する問題として、病因、病態発生、治療においてそれぞれの構成要素の相対的な重みをどのように評価すべきかという問題に、何も答えられない」（同、九一頁）とBPSモデルを批判します。注目すべきはBPSモデルは「異なる方法や学問や視点は、足し加えることで最良の全体的な知が提供される（多ければ多いほうがよい）という加算的折衷主義」（同、三〇八頁）であるとガミーが指摘していることです。この結果、BPSモデルは生物学的研究をとことん突き詰めようとする意欲を弱めてしまうだけではなく、さらに悪いことに、折衷主義であるために様々なアプローチを許し、そこには現在では科学的ではないことが明らかになった精神分析的なアプローチまで許してしまうと批判します。

さらにガミーによれば、折衷主義によって「もし可能であれば（よけいな）治療は行わないというヒポクラテスの哲学」（同、一七一頁）がほとんど無視されてしまうことになるのです。まず正しい診断が行われ、次にそれに基づく治療が施されるのではなく、とにかく症状に対して対症療法的に薬物療法が行われ、さらに心理社会的な介入を組み合わせることで医療者も患者も満足してしまいます。いくつかの治療法の組み合わせ（集学的治療）については有効であるとのエビデンスがあるとしても「組み合わせれば（統合すれば）、よりよい結果がもたらされる」という主張を一般的に支持する科学的根拠はないとガミーは指摘します（同、一七五頁）。

ここで、代替医療（より正しくは相補代替医療）——あるいは統合医療と表現されたとしても——、それらに対してもBPSモデル同様、このガミーによる批判が当てはまらないでしょうか。代替医療や統合医療の背景には「異なる方法や学問や視点は、足し加えることで最良の全体的な知が提供される（多ければ多いほうがよい）」という「加算的折衷主義」が潜んでいないでしょうか。代替医療や統合医療といわれる治療法を行う患者さんの多くの場合、病院からの薬だけではなく、さまざまなサプリメントやその効果が検証されていない種々の治療法を追加されているようです。このことは結局、治療効果のみならず、時間とお金の費用対効果を考えた際に意味があるのでしょうか。医師にとって大切なのは、患者さんを多元的な存在であると理解した場合に、どの次元での苦しみであるのかを適切に判断して最適な治療法を提供する（自分で無理であればふさわしい治療者を紹介する）ことでもあります。もしうつ状態で苦しむ人が、実は生きる意味が分からずに苦しみを抱えたままであるなら、本来必要なのは抗うつ薬でもサプリメントでもなく、ボランティア活動を通じて人に奉仕することで自分の存在理由を再発見することかもしれません。あるいは、フランクルのロゴセラピー的アプローチ（第6講参照）かもしれません。いずれにせよ、「様々な治療法を加えることで最良の治療法になる（多ければ多いほうがよい）」とする加算的折衷主義に基づく医療への批判は、代替医療や統合医療を考える際にも有効な視点を与えてくれると思われます。

7 今後の課題

科学的態度を身につけた医療者は、代替医療を頭から否定するのではなく、その可能性に開かれた態度をもつべきでしょう。〔図11〕にあるように、臨床では特異的効果だけで治療しているのではなく、自然経過、非特異的効果の総和として、治療が行われていることへの自覚が大切です。また、代替医療といっても現状では玉石混淆であり、ヨガや鍼灸など、これからその効果がさらに明らかになる可能性が高いものと、一方ではホメオパシーなどの効果が疑わしいと思われるものなどがあり、それらを代替医療（CAM）という名前でひとくくりにしてしまうことも問題として残っています。同時に、現在では何が科学的に明らかにされていて、何が明らかにされていないのかを患者さんに説明し、患者さんの意思決定の助けとなる情報を提供する責任が医師にはあります。[注4] また、「がんの補完代替医療　診察の手引き」[注5] の中で、医師は患者さんにCAMの利用を「確認しなければならない」と書かれており、その理由の一つとして「通常医療に悪影響を及ぼす可能性がある」点が挙げられています。

「患者の権利」は守られるべきであり、患者さんが選択できる治療も多様化しています。適切な患者医療者関係の在り方を意識しつつ（第7講のインフォームド・チョイスあるいはＳＤＭの概念を参照）、この治療で患者さんが何を目指すのかという目的・価値を明らかにしながら、患者さんに寄り添い、適切な情報提供と、必要な治療を行うことが医療者には求められているのです。そして、代替医療や統合医療を考察することは、現代医学を見直し、よりよい医療の在り方を考える一つの契機になりうると考えます。

注4　この点に関しては日本医師会『医師の職業倫理指針［改訂版］』（二〇〇八年）の第1章2.「患者に対する責務」の「14. 科学的根拠のない医療」も参照。この資料も、日本医師会のＨＰからダウンロードできます。

注5　厚生労働省「「統合医療」情報発信サイト「医療関係者の方へ　冊子・資料」から、ダウンロードできます。　http://www.shikoku-cc.go.jp/hospital/guide/useful/newest/cam/dr/pdf/hb20120130.pdf

引用文献・参考文献

『哲学としての医学概論　方法論・人間観・スピリチュアリティ』
該当章　第11章

Okasha, S. (2002) *Philosophy of Science: A Very Short Introduction*, Oxford University Press.

伊勢田哲治（2003）『疑似科学と科学の哲学』名古屋大学出版会
ガミー N.（2012）『現代精神医学のゆくえ』山岸 洋、和田 央、村井 俊哉訳、みすず書房（Ghaemi, N. (2010) *The Rise and Fall of the Biopsychosocial Model: Reconciling Art and Science in Psychiatry*, Johns Hopkins University Press）
ギロビッチ T.（1993）『人間この信じやすきもの―迷信・誤信はどうして生まれるか』守一雄、守秀子訳、新曜社
日本医師会監修（2008）『医師の職業倫理指針［改訂版］』
パーク R. L.（2001）『わたくしたちはなぜ科学にだまされるのか』栗木さつき訳、主婦の友社
フレッチャー R. H. ら（2006）『臨床疫学 第二版』福井次矢監訳、メディカル・サイエンス・インターナショナル
村上陽一郎（1994）「疑似科学」『科学史技術史辞典』弘文堂

第13講　医学教育における教養教育の意義を考える

——医学概論の観点から——

1　はじめに——著者の医学部教養教育の体験を中心に——

現代の医学教育の問題点はどこにあるのだろうか。たとえば著者が医学生だった頃（一九九二年四月—一九九八年三月）、教育に熱心な何人かの教員はアメリカに比べて座学中心の日本の医学教育を批判していた。彼らはベッドサイドに行き、そこで学ぶことが重要であると強調した。一方で、多くの教員は医学生に対して臨床能力の獲得をそれほど望んでいなかった。卒業して医師として忙しく働けば多くの問題に直面し、オーベン（先輩医師）から指導を受けながらいやが上でも手技は身につくのだから、むしろ医学生のうちはしっかりと知識を獲得することがまず重要であると考えられていたようだった。また、ほとんどの医学生に（あるいは多くの教員にも）共通していたのは、「入学後の二年間の進学課程（教養課程）にはほとんど意味がない」という認識だった。

著者は京都大学農学部を卒業後、同大学院修士課程に進学したが、医学概論研究を志して修士課程を辞め、京都府立医科大学に再入学した。当時、府立医大では最初二年間の「進学課程」は医学部や附属病院のある上京区ではなく、府立体育館の隣の北区にこじんまりした花園学舎があり（二〇一四年からは京都府立大学の隣に移転）、そこで学ぶことになっていた。最初の二年間は医学に関する講義は皆無で、進学課程二年間と専門課程四年間は内容的にも地理的にも明確に分かれていた。

総合大学卒業後、単科医科大学の進学課程で二年間を経験した筆者にとっては、この二年間は好きな哲学書を読んだり、それまで体系的に勉強してこなかった生物学を学ぶ（有名な『細胞の分子生物学』がテキストだった）有意義な時間でもあったが、一方で同期への危惧や大学への不満もあった。それは総合大学のような多様な仲間との交わりに乏しいこと、京都府立医科大学は非常勤の講師を招いて種々の一般教育科目を提供しようと努力はしていたが、それでも総合大学に比べれば医学生が履修可能な科目が限られていたことなどであった。そして何よりも不満に感じていたのは、進学課程の教員からは、医学生のわれわれになぜ進学課程の教育が必要であるのかに関する十分な説明がなく、当の教員もただ自分の専門領域をたまたま就職した医科大学で教えているという態度が——もちろん教員の一部ではあるが——垣間見られた点であった。

著者が医学部を卒業したのは一九九八年であるが、その後医学教育も大きく変化した。本稿では、⑴特に二〇〇〇年以降、医学教育がどのように変化したのか、⑵その変化の問題点は何か、⑶医学はそもそもどのような学問か、そして、⑷今後の医学教育、特に教養教育はいかにあるべきかを、医学概論の観点から批判的建設的に検討することを目的とする。

2　医学教育モデル・コア・カリキュラムと準備教育モデル・コア・カリキュラム

2.1　医学教育モデル・コア・カリキュラム

医学教育に対する大きな見直しが行われたのは、二〇〇一年（平成一三年）である。同年、「医学教育モデル・コア・カリキュラム」が作成され、その後も改定が行われてきた[1]。現在入手可能な最新版の「医学教育モデル・コア・カリキュラム」（平成二二年度改訂版）の中で、このカリキュラムとは「著しく膨大となった医学教育の内容を精選し、卒業時（一部は臨床実習開始前）までに学生が身につけておくべき必須の実践的能力（知能・技能・態度）の到達目標を分かりやすく提示したものである」（一頁）と定義づけられている。また、本文六頁にこのコア・カリキュラム――より正確に言えばこのコア・カリキュラムが提示する医学教育――の「全体像」が示さ

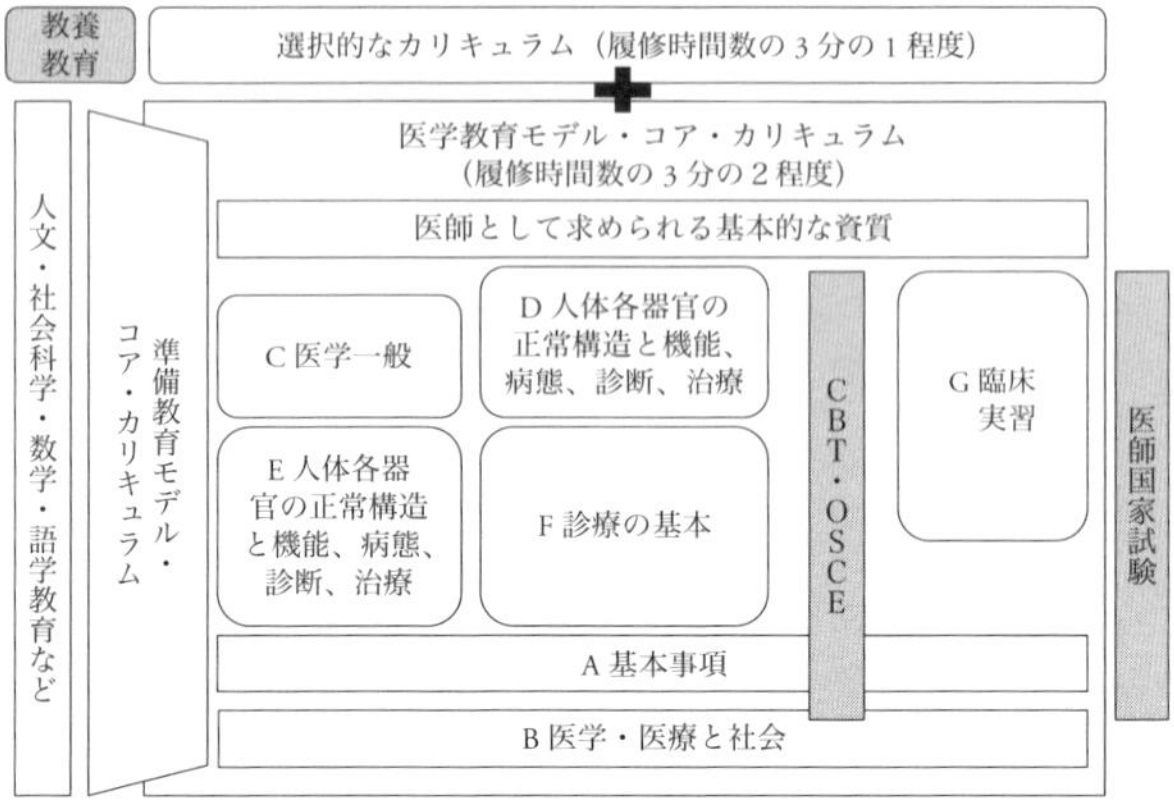

図１　**医学教育モデル・コア・カリキュラム（概要）**
（出典「医学教育モデル・コア・カリキュラム」（平成22年度改訂版）６頁）

れている。その要点をさらに簡潔にまとめたのが図1である。

　ところで、このコア・カリキュラムは各医科大学でどのように位置づけられるべきものだろうか。コア・カリキュラムのガイドラインによれば、「カリキュラムの構築は、本来、各大学が独自の理念や特色に基づいて設定すべきもの」なのであり、ここで提示されたカリキュラムは「医学系の各大学におけるカリキュラム作成の参考となる位置づけの教育内容ガイドラインとして提示」されたものであると書かれている。つまり、このコア・カリキュラムは医学部教育の中で学ぶべき内容（到達目標）を明確にしたものであり、各大学の個性を軽視するものではない。実際、ここに「提示された内容だけで医学教育が完成するものではなく」、この内容は「およそ従来の2／3程度の時間数（単位数）」で履修させることが妥当であり、残りの1／3程度の時間は、「個性ある各大学独自の学習プログラムを準備することが必要である」と明確に主張されている（一一二頁）。

こうしたカリキュラムが出現した背景には、医学や科学技術が著しく進歩し、習得すべき知識と技術も膨大になったと同時に、患者や社会のニーズが多様化した点がある。それゆえに、学ぶべき内容が「精選された」。また別の観点から考えれば、座学中心で、知識を覚えることに重点が置かれた過去の教育から、知識や技術を実際に仕える臨床能力がより強く求められる医学教育へと大きく変化したといえる。具体的には、医学生には臨床実習に入る前に客観的臨床能力試験ＯＳＣＥ（Objective Structured Clinical Examination）トライアルが開始され（二〇〇一年）、二〇〇五年より正式に実施された。医学部のＯＳＣＥは医療面接、胸部診察、呼吸音聴診、神経診察、救急、頭頸部診察、バイタルサインなどが含まれる。そして、ＯＳＣＥと（臨床実習開始前までに修得しておくべき必要不可欠な）医学的知識を問う試験であるＣＢＴ（Computer Based Testing）に合格しなければ臨床実習を行うことができない、つまり進級できない。

以上は医学部専門課程の医学教育の変化であるが、医学部教養教育に関してはどのような提言や位置づけが行われているのだろうか。

2．2 準備教育モデル・コア・カリキュラム

二〇〇一年に「準備教育モデル・コア・カリキュラム」が提示された[2]。そこでは、「医学・歯学教育における教養教育の意義」について、「大学における教養教育は、人類の知的遺産を受け継ぎ、よりよい形で受け渡すために、人が備えていなければならない知的好奇心と知的行動力を養うことにある。人文・社会科学系では、人の知的遺産と活動を理解するための方法論を学び、自然科学系では、自然の理解のための方法論を学ぶ。これらは、医師、歯科医師または研究者となる前に人としての素養を培っていくものとして大切なものである」と記されている。確かにここで「教養教育の重要性」が明記されてはいるが、しかし具体的にどのような内容を教育することが望ましいのかに関しては全く触れられていない。

その次に続く「準備教育モデル・コア・カリキュラムの構成と考え方」においては、「(1) 物理現象と物質の科学、(2) 生命現象の科学、(3) 情報の科学、(4) 人の行動と心理」が取り上げられ、それぞれ具体的に学ぶべき項目が列挙されている。「医学教育モデル・コア・カリキュラム」は平成一三年、一九年、二二年に改訂され、二六年から再び改定作業が進められているが[3]、「準備教育モデル・コア・カリキュラム」は一三年度以降変更が認められない。

それでは、「準備教育モデル・コア・カリキュラム」と教養教育はどのような関係にあるのだろうか。図1に示されているように、教養教育は「人文・社会科学・数学・語学教育など」と

「準備教育モデル・コア・カリキュラム」の二つから成り立ち、特に後者は「医学教育モデル・コア・カリキュラム」にスムースに移行できるような内容（上記(1)から(4)）が重点的に取り上げられていることがわかる（例えば、上記(2)「生命現象の科学」と専門課程で学ぶ「生理学」や「生化学」等［これらの科目は図1の「C 医学一般」に含まれる］を思い浮かべられたい）。つまり、現在の医学教育では一年半あるいは一年と短縮された教養教育の枠組みの中に専門教育への導入のための準備教育が含まれることになっている。

以上、二〇〇一年以降の医学教育モデル・コア・カリキュラムを中心とする医学教育の変化について概観した。こうした変化は、医学部で学ぶ内容の増大、医学生の臨床志向の高まり、よりよい臨床医の育成を望む社会的期待の高まりなどを反映し、そこでは六年間という限られた時間の中でいかに必要な知識と実践能力を提供するかが模索されている。

2．3 「医学概論」の問題と教養教育

より良い医学教育とは、こうした医学教育モデル・コア・カリキュラムや準備教育モデル・コア・カリキュラムに則ってその内容をしっかり教育し、また大学独自の研究や臨床知識あるいは技術を伝えれば達成されるものなのであろうか。われわれはここで、立ち止まって考える必要があろう。医学教育モデル・コア・カリキュラムの提唱によって、結果的にかつての教養課程（進

学課程・一般教育）二年間と専門課程四年間の枠組みは大きく崩れ、誤解を恐れずに表現すれば、専門課程が教養課程の二年間を侵食してきているのが現状である。そして現在では、教養教育は医学教育の中でその立ち位置がますます脆弱で不安定になってきている。

　教養教育を以前のように二年間に戻せばよいのだろうか。一体、今後の医学教育はどうあるべきなのだろうか。この問いに答えるには、そもそも医学教育の目的は何かを考える必要があろう。医学教育の目的、それは「医学をしっかりと身につけた、より良い医師を育成すること」にあるといえよう。それでは、そもそも医学とは何か。よりよい医師とはどのような医師であるのか。

　結論を先取りすれば、筆者は医学教育に関わるこれまで議論が、実際のところ「医学とは何か」「よりよい医師とはどのような医師か」という基本的な問いを十分議論しないまま、種々の変更が行われてきている点に重大な問題があると考える。

　そもそも医学とは何か。どのような学問的特徴を有するのだろうか。また、よりよい医師とはどのような医師を指すのだろうか。この問いに答えようとするのが、医学の哲学である医学概論[4]という学問である。医学概論は、哲学者の澤瀉久敬が一九四一年から大阪帝国大学医学部ではじめた講義に端を発する。澤瀉の医学概論は、医学入門 introduction to medicine ではなく、医学の哲学 philosophy of medicine である（澤瀉 1981, 二四三–二四五頁）。「医学哲学すなわち医学概論とは医学における諸分科、たとえば生理学とか、解剖学とか、内科学とか、外科学などのような特殊な科学ではなく、医学そのものを全体的、反省的に把握しようとする」（同、八頁）学問なのである。つまり、医学概論とは「現代の医学を反省することによってよりよい医学を創造しようとする学問」と定義することができる。そして澤瀉は自らの医学概論を、科学論、生命論、医学論の三部から構成した。その理由として、医学はまず科学であるがゆえに、科学とは何かを明らかにすることが必要であり、医学は人間を対象とするがゆえに、人間とは何か、生命とは何かを問う生命論が必要であるとした（同、二五三―二五四頁）。この科学論と生命論を踏まえて医学論を展開し、彼の医学概論は一つの完成を見た(5)。

また澤瀉は、医学概論の必要性を三つ挙げ、「医学という学問にとって、医学教育にとって、そして国民全体にとって」必要であるとしている（澤瀉 1987, 一四―一六頁）。特に医学教育に関して、「医学概論の講座がないということは、扇の骨だけあって中心の要《かなめ》のない扇のようなものであります。しかしそれでは、扇の骨ばかりやたらにほうぼうに拡がってしまい、そのような医学教育は学生を八つ裂きにしてしまうだけであります」（同、一五頁）と述べ、医学教育における医学概論の意義を明確にしている。

以下では、哲学としての医学概論の立場から、医学という学問の特徴と近年の変化を考察し、その作業を通じて医学教育を考えたい。

3　医学部で教育される「医学」のありかたとその変化

3．1　医学の学問的位置づけ

医学教育の問題を論じるために、まず医学部の特殊性を再度確認しておきたい。医学部はよく知られているように四年制ではなく六年制であり、また入学から六年後にはほとんどの医学生が医師国家試験を受ける。そして医師は国家資格であるとともに、「何人も医師でなければ、医業をなしてはならない」と医師法一七条に明記されているように、その業務は独占されている。

次に、医学の学問的特徴とその全体像を明らかにしたい。医学は他の学問分野と何が違うのだろうか。まず、医学が「科学」であることは疑いない事実である。しかし、医学は物理学や生物学と同じではないし、歴史学や経済学とも異なる。この点で参考になるのは、「農学の哲学」としての「農学原論」Philosophie der Landwirtschaftslehre という学問を日本で発展させた柏祐賢の論考である。日本では一九五二年にはじめて農学原論講座が京都大学に開講されたが、こうした講座が開講された背景には、「農学は単なる諸科学の応用科学 applied science であり、真の科学の名に値しないのではないか」という問題意識あるいは批判があった（柏 1987, 二三二頁）。初代農学

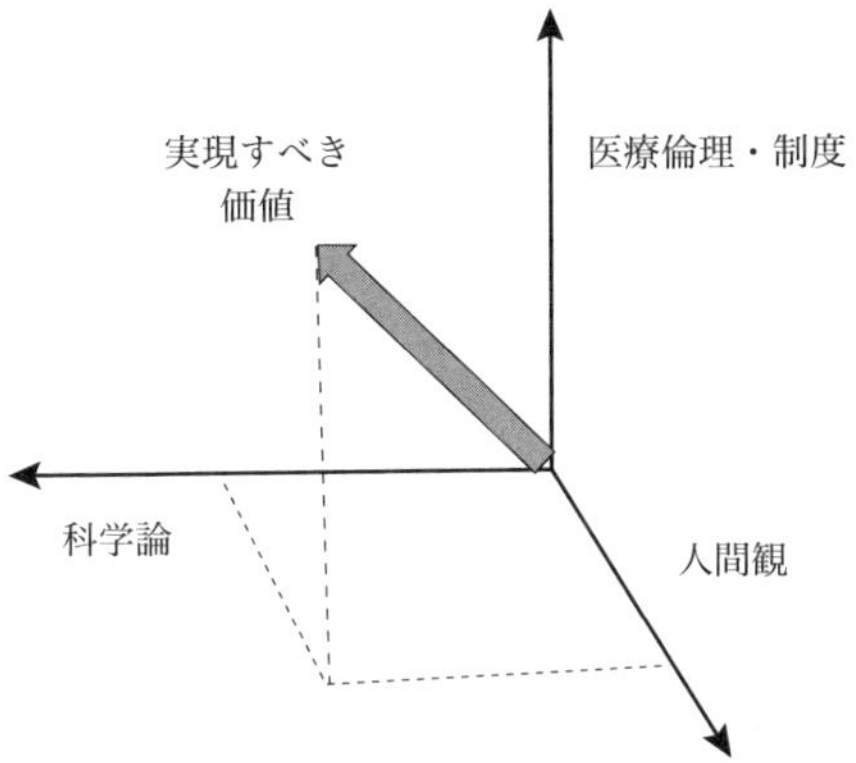

図2　**医学の全体像**

原論講座の教授となった柏祐賢は農学や医学あるいは工学などを「第三科学」として基礎づけ、第三科学が自然科学 Naturwissenschaft や文化科学 Kulturwissenschaft の単なる応用ではなく、そうした科学を踏まえながら実現すべき目的（価値）にむけて営まれる独自の科学であることを指摘し、これを第三科学と名づけた[6]。つまり、農学や医学は、例えば「農作物の収穫量を増大する」「病気を治療する」などの目的がまず設定され、その目的実現のために諸科学を利用して営まれる実践的学問なのである。ここで、柏は農学が自然科学と文化科学という二つの科学に依拠するとしたが、本稿で後に取り上げるように、現代医学は、「科学的方法論」と「人間観」という二つの学問あるいは前提に依拠すると考えるべきであろう。そしてこのことは、澤瀉が自らの医学概論を「科学論」と「生命論」にもとづいて「医学論」を展開したことに対応している。

この実践的学問という点について、澤瀉も医学とは単なる理論、基礎研究ではなくその応用こそ本質であるとし、医学は本来「医術」であるべきだと述べた。しかも医学は、農学や工学と異なり、ほとんどの場合「人間」を対象とする。人間である医療者が人間である患者に働きかけるがゆえに、医療実践の際には倫理的問題が生じる[7]。さらに国の医療制度は医療に大きな影響をもつ。つまり、医学という学問の特徴は「⑴「科学的方法論」と「人間観」さらに「医療倫理・医療制度」という三つの座標軸に基づいて営まれる実践的学問であり、⑵その応用（臨床）を本質とする学問であり、⑶病気の治療・予防・健康増進などの目的・価値実現をめざして営まれる学問である」とまとめることができよう。以上から、医学の全体像は図2のように示すことができるだろう。

さらに、澤瀉は倫理的側面について「医学は道徳的な人類愛と、宗教的な慈悲あるいは救いの観念なくしては正しくは成立しないのである」と述べ、こうした態度を医道というなら「医道なくしては医学は無用有害な術と化する恐れをもつ」と、医道の必要性を強調した（澤瀉 1960, 五頁）。このように澤瀉は「学、術、道の三つを含むもの」として医学をとらえたのである。医学という学問をこのように理解するならば、立派な医師とはこの「学・術・道」をしっかり修得した医師であり、医学教育の目的もそのような医師の育成にあるといえる。

以上でわれわれは、医学がどのような学問的特徴を有し、よりよい医師とはどのような医師であるのかを考察した。しかし、医学は過去二、三〇年の間に大きな変化を遂げている。その点を明らかにしなければ今後の医学教育を具体的に論じることはできない。

3．2　現代医学における変化①：科学的方法論

医学は科学的方法に依拠するが、その主要な方法論は言うまでもなく分子生物学である。一九五三年のワトソン、クリックによるDNAらせん構造の解明以降、多様で複雑な生命現象がDNAの働きから説明可能となってきた。分子生物学とは「『生命現象の本質は分子間の相互作用として理解される』という立場にたって生命現象を研究する学問である」（江上 1980, 一〇頁）と定義される。実際に、医療現場でもがん細胞の特性を分子レベルで解明し、がん細胞に特異的な分子に標的を絞った分子標的治療薬が開発され効果を上げているが、こうした新薬開発にも分子生物学は欠かせない。

現在も分子生物学は医学の主要な方法論である。しかし、その後の医学的方法論の変化として、一九九〇年初めにゴードン・ガイアットにより Evidence-Based Medicine（EBM）が提唱されたことは特筆すべき出来事である。ガイアット自身も、二〇一〇年の著書の中で、EBMが「わずか20年の間に世界に通用する診療のための基本的原理へと発展を遂げた」（ガイラットら 2010, xxi）と、驚きをもって振り返っている。EBMの定義としてサケットらは、「研究から得られた最善のエビデンス（research evidence）と、臨床的な専門知識（clinical expertise）および患者の価値観（patient values）を統合するもの［医療］である」（サケットら 2003, 二頁）と定義している。さらに厳密にいえば、EBMはあくまで医療であり、そのEBMを支える方法論が臨床疫学 clinical epidemiologyであるといえる。

さて、ＥＢＭは医学の方法論にどのような変化をもたらしたのか。ガイアットらは、ＥＢＭが「医学のパラダイムシフト」をもたらしたと述べる（EBM working group 1992）。一九九二年の論文の中で、それ以前の医学が立脚していた四つのパラダイムと、ＥＢＭが立脚する三つのパラダイムを列挙する。そこでの中心的な主張は、「ＥＢＭはそれまでの生物学的メカニズムや病態生理学ではなく、臨床研究から得られたエビデンスを重視するという、新たなパラダイムに立脚する医療である」とまとめることができるだろう。つまり、医学において「科学的」であるとは「生物学的メカニズムや病態生理学に基づいているか否か」ではなく、「臨床上の効果があるか否か」が重要なのである。ＥＢＭの意義としては上記の「(1)それまでの生物学的メカニズムや病態生理学ではなく、臨床研究から得られたエビデンスを重視する」点に加えて、(2)エビデンスには階層性があることを明らかにしたこと、(3)決定論ではなく確率論的考えを導入したこと、(4)ＥＢＭは、世界観・人間観から比較的自由であること」を挙げることができよう[8]。

このように、一九九〇年以降提唱されたＥＢＭは医学における「科学的」という概念を大きく変化させ、基礎研究よりも臨床研究の重要性を医学に強く訴えるものとなった。

3．3　現代医学における変化②：人間観

医学が人間をどのように理解するのかという人間観についても、過去数十年の間に大きな変化がもたらされた。かつて医学は生物医学 biomedicine と呼ばれていたが、生物医学とは「人間を生物——さらに系→臓器→組織→細胞→分子——という観点からとらえ、治療法や予防法を研究実践する医学」とまとめることができるだろう。こうした生物医学的な人間に対する見方を「生物医学的人間観」と呼ぶことができる。また、この生物医学における主要な方法論が分子生物学であり、分子生物学は基本的に生物医学的人間観を前提とする[9]。

しかし、こうした生物医学の限界を指摘し、新たなパラダイムを提唱したのが内科医であり、精神分析学を学んだエンゲル（Engel, G.）であった。彼は、一九七七年のサイエンス誌の論文において、機械論や還元主義に基づくこれまでの生物医学を批判し、新たな医療モデルには、心理的、社会的要因への配慮が必要であることを指摘した（Engel 1977）。そして、彼はそれまでの生物医学モデル biomedical model に対して、新たに生物心理社会モデル biopsychosocial model を提唱した。こうした医療モデルの提唱の背後には、人間を生物的心理的社会的存在であるとみなす人間観が前提とされているのである。こうしたモデルあるいは人間観は、病気を生物学的に理解しようとするのではなく、人間の心理的側面や社会的側面を考慮したより包括的で全人的な見方を医学に導入した。その具体的な医学の一例として、心身医学 psychosomatic medicine があげられる。

そして、現在ではすべての臨床科目において、程度の差はあるとしても、こうした全人的な患者理解が目指されているといえよう。

しかし、昨今の医学はさらに新たな人間観あるいは医療モデルを要請しているように思われる。例えば緩和ケアで重要視される全人的苦痛 total pain の概念を取り上げたい。全人的苦痛では、四つの苦痛があるとされ、それは身体的苦痛、心理的苦痛[10]、社会的苦痛、そしてスピリチュアルな苦痛 spiritual pain である。スピリチュアルペインには「人生の意味への問い、苦しみの意味、罪の意識、死生観に対する悩み」などがあるとされる（淀川キリスト教病院 2007, 三九頁）。ここで、先のエンゲルの生物心理社会モデルと比較するならば、全人的苦痛では新たにスピリチュアルな次元が考慮されている。そしてそれは人生の意味や苦しみの意味を問う次元とされる。

かつて、精神科医のフランクル（Viktor Frankl）はすべての人間には生きる意味があると考え、人間は身体的次元 physical（or biological）dimension と心理的次元 psychological dimension だけではなく、精神的次元 noological（or spiritual）dimension[11] を有することを強調した（Frankl 1988, p. 17）。フランクルの spiritual という表現の真意は、宗教的な内容では全く無く、「むしろわれわれが特に人間的な現象を扱うことを示しているのであり、他の動物にも見られる現象とは対照的である」（Frankl 2000, p. 28）と述べている。心理的次元には、不安、苛立ち、恐れ、怒り、うつ状態などが含まれるが（淀川キリスト教病院 2007, 三九頁）、それは動物においても認められる状態である。しかし、「苦しみの意味」や「人生の意味」を動物は問わないであろうが、人間はそのような問いを問う。この点から、人間には他の動物に還元されない固有の領域があるとフランクルは考える。それが精神的次元 noological or spiritual dimension なのである。つまり、全人的苦痛の考えも、フランクルの考えも、ともに人間が「生物心理社会的存在」ではなく、「生物心理精神社会的存在」として理解されているのである。

このように、医学における人間理解は生物医学的な「生物的存在」という人間理解から、エンゲルの生物心理社会モデルを支える「生物心理社会的存在」という理解を経て、現在では「生物心理精神社会的存在」と理解されているといえよう。すなわち、医学が基づく科学的方法論と人間観の両方において、過去数十年の間に大きな変化がもたらされたのである。こうした医学の変化を踏まえ、これからの医学教育について考察したい。

4　今後の医学部教育を考える――これからの課題――

かつて、教養課程二年間、専門課程四年間と考えられていた医学教育が、現在では教養課程一年半あるいは一年間に短縮され、一方で専門課程が四年から四年半あるいは五年間に延長してきている。年々新たにされる医学知識や医療技術、また患者ニーズの多様化などから、医学生が学ぶべき内容は増え続けている。こうした状況は、医学部教養課程の短縮を肯定するようにも思える。しかし、果たしてそれでよいのだろうか。以下ではこれまでの考察を踏まえて、今後の医学教育、特に教養教育の在り方を考えたい。

4・1 「医学概論」の必要性

現在ほとんどの医学部では、医学概論（あるいは医療概論）などの講義が行われている。それは多くの場合、一年目の医学生を対象に基礎医学系、社会医学系、臨床医学系の教員が自らの研究や臨床内容を紹介し、医学生にこれから学ぶ医学の面白さを伝えようとする。しかし、これは医学概論（あるいは医療概論）という名の医学入門であり、医学の哲学としての医学概論ではない。こうした医学入門としての医学概論も必要ではあるが、そのような医学入門をいくら学んでも、医学とはどのような学問であるのか根源的に理解することはできないし、医学そのものを批判的に反省する態度を修得することもできない。つまり、「(1)医学という学問の特徴・本質を哲学的に考察し、(2)医師としての在り方・態度を反省し、(3)より良い医学とは何かを医学が目指す価値を含めて考察すること」――こうした作業を通じて医学生に医学の学問的特徴や全体像を提示し、よりよい医師としての態度を培うことは医学教育において不可欠であると考えるが、この課題に挑むのが医学の哲学としての医学概論という学問なのである。現代の医学教育では医学入門としての医学概論は開講されていても、医学の哲学としての医学概論はほぼ皆無なのである。

澤瀉は「学生たちは医学とは何かを知らずに医学部を卒業」（澤瀉 1981, 八頁）する現状を批判したが、それは現在でも変わらない。医学生は最先端の医学を学んでも、そもそも医学とは何かを学ばない。医学とは何かという、そのような問いが問われるべきであることさえ自覚していない医学生、医師、そして医学部教員は少なくない。

　先に見たように、現代医学の科学的方法論では、分子生物学のみならず臨床疫学やＥＢＭの考えが重視されているが、それはある意味ではこれまで正しいと思われていた医療に本当に効果があるのか、実験室では細胞やマウスに対して有効な薬剤が本当に人間に対しても有効であるのかを、科学的に検証するという批判的精神の具体化と考えることもできる。そのように医学概論を通じて医学的方法論の意義を考えるなら、専門課程での分子生物学や臨床疫学さらにＥＢＭを学ぶ面白さは倍増するであろう。また、医学という学問を批判的に考える医学概論は医学の哲学であるがゆえに、教養課程で哲学を学ぶ意義を明確にさせ、さらに医学における人間観の理解や医道への理解は教養課程における倫理学の必要性を自覚させる。このように、医学概論が医学部の教育に組み込まれることにより、教養教育を学ぶ意義も専門教育を学ぶ意義もともに明確となるのである。このことは医学生の学習意欲を高めることにもつながる。さらに専門課程を担当する主として医師にとっても、医学概論の理解を得ることは教養教育の理解を深めることにつながる。[12]

4.2 医学教育に必要な三つの態度

ところで、教養教育の在り方が問題となっているのは、医学部に限った話題ではない。日本学術会議の「知の創造分科会」は「提言　21世紀の教養と教養教育[13]」という報告書の中で教養教育に関する議論を公表している。その中で教養教育がヨーロッパ中世の自由7科（3科：文法・修辞学・論理学、4科：算数・幾何・天文・音楽）に起源をもつリベラルアーツ（liberal arts）に由来すること、またその中心的な目的が「精神の解放 to liberate the mind」にあると明記されている（一四頁）。これを踏まえて、教養教育とは「伝統・因習・偏見などに囚われることなく、また、他者の意見や知識人やマスメディアを含む権威・権力の見解・圧力などに惑わされ制約されることなく、自由かつ論理的・批判的・創造的に思考・判断・行動することのできる『自由な精神・知性』の形成を志向するもの」（一四頁）であるとされる[14]。

「自由かつ論理的・批判的・創造的に思考・判断・行動することのできる『自由な精神・知性』の形成」は、医学教育にとっても極めて重要であることは言うまでもない。医師は病に苦しむ患者に寄り添うがゆえによりよい医療のあり方を模索し、その医学・医療を常に批判的に反省することが強く求められている。医学教育を考えるとき、コア・カリキュラムで示された内容を分かりやすく教育することだけで、より良い医学教育とはならないのである。

こうした議論を考慮するなら、医学教育において医学生が身につけるべき少なくとも三つの態度があると考えられる。一つ目は批判的態度を養うことである。医学生は、現在自分たちが学んでいる医学が本当に正しいのか、医学の諸学説がどのような前提にたち、また現在主流となっている治療法が果たして臨床的効果が十分あるのかなどを、根源的に粘り強く考え、追及する態度を身につけることが重要である。医学部では特にこうした態度の育成が必要であると考えられるが、それは医学生が置かれた状況からまさにそうである。先に確認したように、医学生は入学して六年後には、医師国家試験を受ける。膨大な医学知識や手技を修得するためには、それらを一つ一つ丁寧に批判的に検討している余裕など無い。医学生に主として求められるのは、ひたすら覚えるというのいわば「従順な態度」なのである。医学生はそのような状況に置かれているがゆえに、とりわけ批判的態度――その態度が具体的に発揮されるのは医師となった数年後になるのかもしれない――の育成が求められるのである。それは哲学的態度でもあり、また同時に真の科学者としての態度でもある。ベルクソンが主張するように、哲学的直観は最初否定の声として働く（ベルクソン 1969, 一二五頁）。われわれが長らく親しんで、真理であると思い込んでいた考えに、哲学的直観は「とんでもない！」とささやき、われわれを新たな真理へと導く。そして澤瀉が指摘するように、こうした哲学的直観は、新たな科学的真理が発見される際にも、同様に働くのである（澤瀉 1967, 一四六頁）。

第二に、医学教育で大切なのは共感的態度を養うことであると考えられる。先に、澤瀉が医道について「医学は道徳的な人類愛と、宗教的な慈悲あるいは救いの観念なくしては正しくは成立しないのである」（澤瀉 1960，五頁）と述べたように，医療者として患者の苦しみに共感する態度を育てることは医学教育で不可欠の課題である。

最後に，創造的態度を養うことが重要であろう。この創造的態度は，批判的態度と共感的態度の上に築かれる。医療者は単に現行の医学を批判するだけではなく，患者の苦しみに共感し，それを救いたいという情熱に駆り立てられてより良い医学を創造しようとする。このように，医学教育では少なくとも，批判的態度，共感的態度，創造的態度の三つの態度を養うことが必要であると思われる。

こうした態度を養うのは，先に見た「提言 21世紀の教養と教養教育」に書かれていたように，まさしく教養教育の使命である。もちろん，これらの態度の育成は教養教育でのみ完結するのではなく，専門課程においてもさらに深められていく必要がある。しかし，こうした態度を培うきっかけとその素養を与えるのは専門教育ではなく教養教育であろう。この意味からも教養教育の使命は医学教育において非常に大きいといえる。

4．3　教養教育の重要性：「医学概論」との連動

医学概論によって，医学がどのような学問であるのかを理解することができれば，医学部における その他の教養教育科目の必要性も自ずから明確になる。

まず、医学が分子生物学、生理学、生化学、統計学、疫学などの「科学的方法論」と「人間観」に基づくこと、そしてその人間観も過去数十年の間に人間固有の次元、つまりスピリチュアルな次元を考慮した人間観に変化しつつあることを考慮するなら、医学部においては人間を生物学的にのみ考えるのではなく（それは生物医学的人間観である）、人間とは何かを問う「哲学」、とりわけ「人間観」の教育が——諸科学の学習と同様に——不可欠となろう。また、スピリチュアルペインを視野に入れるなら、「救い」とは何かという問題も考えざるをえない。そもそも医学は「病気という苦しみからの救い」を担っているのである。現在ではスピリチュアルペインに対処するために宗教者らが病院で活躍する機会が日本でも増えているが[15]、こうした現実からも「救いとは何か」「宗教とは何か」という問題を深く考えることは、臨床現場においても必要となっている。それゆえ現在では、教養教育としてのみではなく、専門教育の準備教育としても「宗教学」が必要であろう。もちろん、スピリチュアルペインは人間固有の苦痛であり、それはその人が宗教的であるかないかは問わず、すべての人間が直面する普遍的な苦痛であるが、この苦痛に取り組んできたのが宗教であるとすれば、宗教がこれまでこの苦痛をどのように考え、対処してきたのかは医師としても大いに参考となる。現在の医学部においては哲学がすでに必須ではなく選択科目となっているところも多く、宗教学が教えられる医学部も（特に単科大学では）少ないが、医学とはどのような学問であるのかを理解すれば、哲学や宗教学が教養教育としてのみならず、準備教育としても必要であることは明らかであろう。また、医学は人を対象とする実践的か

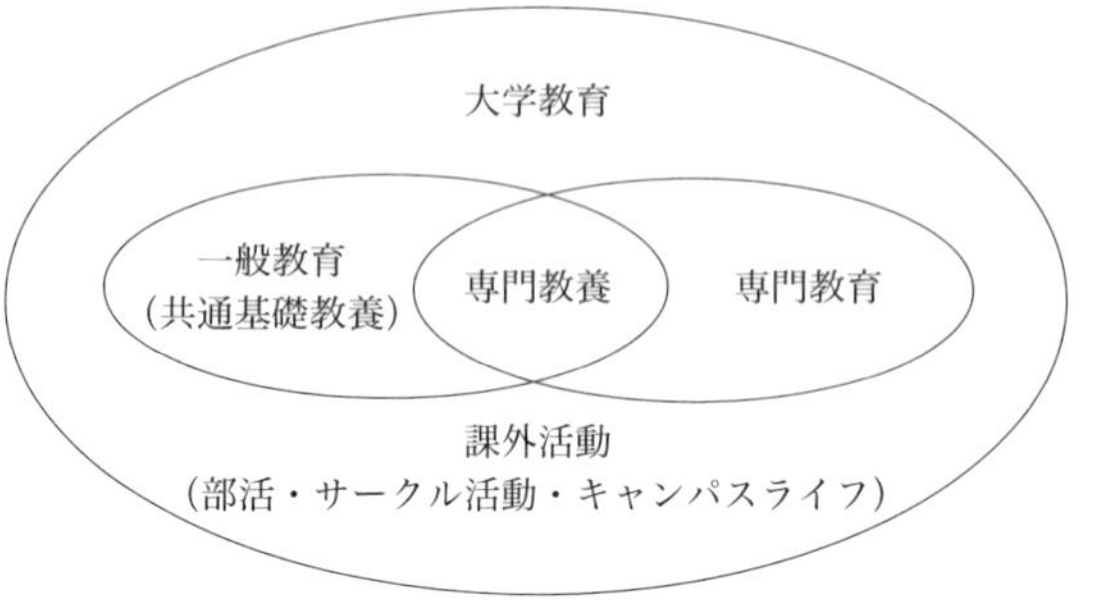

図３　**大学教育におけるいくつかの教育の位置づけ**
（出典「提言 21世紀の教養と教養教育」2010年、20頁）

つ倫理的な学問である。よって、倫理学、特に医療倫理学が医学教育で必要であることは言うまでもない。現在の医学教育ではすべての医学部で医療倫理学の重要性が認識されているが、この点は本来あるべき医学教育に近づいているといえよう。

ところで、医学部で身につけるべき態度として、本論では三つの態度を挙げた。特に批判的態度を身につけることは、あらゆる学問の基本であると考えるが、その批判的態度こそ、まさに哲学的態度ともいえる。その意味でも、医学部の教養教育において「哲学」は不可欠な学問であることが改めて確認される。

このように、哲学、宗教学、倫理学といった人文科学の諸科学は医学部教養教育にとって極めて重要な科目である。現在では哲学や宗教学は選択科目となっている医学部も少なくないが、今後医学部教養教育では人文科学系科目の強化とさらにこうした科目を担う教員の充実が行われるべきであると考える。[16]

さて、以上の議論を図３を参照としながら整理したい。図３は、「提言 21世紀の教養と教養教育」（二〇頁）に示されたものである。ここでは、一般教育、専門教育、教養教育、共通基礎教育の四つの概念が提示されている。図に教養教育が示されていないのは、教養教育が一般教育に限定されるものではなく、専門教育や大学院教育も含めて行われるべきであると考えられているためである（一九頁）。同時に「教養教育の中核的な部分」として一般教育が位置づけられている。そして一般教育には、語学・保健体育・芸術などが含まれるとし、また人文・社会・自然の三系列をカバーする内容であるとされる。図３の一般教育（あるいは教養教育）と専門教育が重なり合う「専門教養」は、医学教育においては先に見た準備教育モデル・コア・カリキュラムにあたると考えられる。そこでは「医学教育モデル・コア・カリキュラム」の内容にスムースに移行できるような内容が列挙されていた。そして専門教育は「医学教育モデル・コア・カリキュラム」として現在はその内容が整理されている。

ここで、この一般教育（あるいは教養教育）と専門教育をつなぐ「専門教養」として「医学概論」が位置づけられること、またそうあるべきことを強く主張したい。それは図１を参照とするならば「準備教育モデル・コア・カリキュラム」の中に「医学概論」が位置づけられることを意味する。「医学概論」により、医学とは何か、医師の使命とは何かなどを根源的に問い直す作業を通じて、医学の全体像と人文科学を含む諸科学の必要性が明らかにされる。

5 まとめにかえて

本稿では、現代の医学教育とくに教養教育がおかれている現状を概観し、医学概論の立場から、医学部教養教育の意義と必要性を考察した。医学概論は、教養教育と専門教育を橋渡しし、それぞれの課程で学ぶべき科目の必要性の理解を医学生に促す。そして、医学概論は医学生に医学を学ぶ使命感と自覚を促す。医学概論の立場からは、例えば教養教育で学ぶべき哲学も倫理学も、また専門教育で学ぶべき臨床疫学や分子生物学も、さらには内科学や外科学をはじめとする臨床科目も、いずれも必要なのである。さらに、医学生には身につけるべき三つの態度があることからも、教養教育は必要なのである。これまでの医学教育の議論では、こうした医学そのものを哲学的に問い直すという医学概論的作業が不十分なまま議論が進められてきたこと、つまり著しく膨大となった専門教育の内容を六年間という限られた期間でいかに教育するのかという立場から主として改革が進められてきた点に、根本的な問題があると考えられる。

教養教育と専門教育は互いに対立しあう関係、あるいはその大学内の力学関係から一方が他方を侵食する関係にあるべきではなく、医学とは何か、医師が身につけるべき態度は何かを論じることを通じて、それぞれの教育の意義と重要性を改めて確認しあう必要がある。それはひとえに、よりよい医学を創造し、よりよい医師を育成するという目的を実現するためなのである。

謝辞　本稿の内容は、平成二一八年七月三〇日に札幌医科大学で開催された「北海道生命倫理研究会第８回セミナー」での発表に基づく。発表の機会を提供してくださった札幌医科大学の船木祝先生はじめ、貴重な質問やコメントをいただいた先生方に感謝申し上げたい。また、拙稿に対し非常に丁寧な査読を行ってくださった先生方にも深く御礼申し上げたい。

注

（1）「医学教育モデル・コア・カリキュラム——教育内容ガイドライン——平成22年度改訂版」は、文部科学省のホームページからダウンロード可能である。http://www.mext.go.jp/b_menu/shingi/chousa/koutou/033-1/toushin/1304433.htm（アクセス日　二〇一七年二月一七日）

（2）「準備教育モデル・コア・カリキュラム——教育内容ガイドライン」は、文部科学省のホームページにて読むことができる。http://www.mext.go.jp/b_menu/shingi/chousa/koutou/032-1/attach/1297639.htm（アクセス日　二〇一七年二月一七日）

（3）「医学教育モデル・コア・カリキュラム——教育内容ガイドライン——平成22年度改訂版」一〇五–一〇六頁にかけてこれまでの訂正の経緯が簡単に紹介されている。例えば、平成一九年度版では「地域保健・医療、腫瘍、医療安全等の観点」から、平成二二年度版では「基本的診療能力の確実な習得、地域の医療を担う意欲・使命感の向上、基礎と臨床の有機的連携による研究マインドの涵養の観点」から改訂が行われた。このように時代の変化を敏感に反映した訂正が行われ、最新のものは令和４年度改訂版である。

（4）本稿では特に断らない限り「医学概論」とは「医学の哲学」を意味する。

（5）澤瀉の『医学概論』は『医学概論　第一部　科学について』『医学概論　第二部　生命について』『医学概論　第三部　医学について』の三部から構成され、それぞれ誠信書房から一九四五年、一九四九年、一九六〇年に出版された。

（6）農学原論及び第三科学論に関しては柏祐賢 1962を参照。また、農学原論講座開設に至る経緯は柏祐賢 1987を参照。

（7）もちろん現在では動物に対する倫理も重要な課題である。この問題に関する興味深い論考として、例えば伊勢田哲治（2008）の著書を挙げることができる。

（8）(2)の「エビデンスの階層性」とは、科学的エビデンスには質の高いものから低いものまでさまざまなレベルがあることを示す。例えば動物や細胞を使ったいわゆる「実験室レベルでの研究」なのか、あるいは「人を対象とした研究」なのか、また人を対象とした研究でも無作為に対象者が割り当てられた研究つまり無作為化比較試験（randamized controlled trial: RCT）なのかによって、その結果の信頼度が変わる。(3)の「確率論的考えの導入」とは、物質を対象とするニュートン力学的な決定論ではなく、人間を対象とする医学研究においては疫学研究に基づくがゆえに確率論的にしか発病や治療効果の可能性を語れないことを示す。(4)「世界観から自由である」というのは、かつて東洋医学などは科学的とは考えられていなかったが、臨床効果があることが臨床疫学的に示されれば、東洋医学も医療として受け入れていこうという基本的に開かれた態度がＥＢＭにはあることを示す。このＥＢＭの医学的意義に関する詳細は杉岡 2014，一三九－一六九頁を参照。

（9）この点についてはエンゲルが詳細に生物医学を批判し新たな医療モデルの必要性を主張した。Engel 1977 および Engel 1992 の論文を参照。

（10）淀川キリスト教病院 2007，三九頁による図では、mental pain を「精神的苦痛」と訳しており、その他の著書でも同様の表記がされることが多い。しかし、本稿ではのちに見るようにフランクルに倣い人間固有の領域を表現するのに「精神的」という日本語訳を充てる。このため、動物にも人間にも共通する mental（or psychological）pain を「心理的苦痛」と表記した。

（11）noological というのは、ギリシャ語の精神を意味する nous をヒントにしたフランクルの造語である。あえてこの表現を用いたのは、英語の spiritual が宗教的内容を指すと誤解されることを避けるためであるとしている（Frankl 1988, 17）。

（12）その一方で、医学部の教養教育を担当する医師以外の教員にも、医学概論の理解は必要である。澤瀉は、もともとフランス哲学を研究する哲学者であり医師ではなかったが、医学概論を担当するにあたり、医学部教員という立場を生かし、何年にもわたり基礎医学のみならず臨床医学の勉強も続けたことは特記されるべきであろう（澤瀉 1981，二二五頁）。しかし、残念なことに、こうした医学概論あるいは医学哲学を独立した教室あるいは講座として有する医学部は現在の日本では産業医科大学と群馬大学の二校にとどまる。

（13）日本学術会議、知の創造分科会による「提言　21世紀の教養と教養教育」は、日本学術会議のホームページからダウンロード可能である。http://www.scj.go.jp/ja/member/iinkai/tenbou/teigen.html（アクセス日　二〇一七年二月一七日）

（14）この報告書の中（六–七頁）では、「教養」概念の多様な意味についてもまとめられている。それによれば、教養とは⑴人間性や知的・文化的な豊かさ（素養・品格）に関わる概念、⑵教育や豊かな文化的経験を通じて育まれるもの、⑶歴史的には身分的・貴族性社会を含む階級社会（的遺制）を基盤にして、エリートの象徴的・要件的素養（エリート性）を含意するもの、として形成され観念されてきたと明記されている。

（15）海外では牧師や神父の資格を持ち、かつ病院でのトレーニングを受けたチャプレン chaplain がスピリチュアルペインに対処するために活躍しているが、日本でも二〇一六年に日本臨床宗教師会が設立され、こうした苦痛に対処する人材の育成や教育を行っている。その詳細は、日本臨床宗教師会のホームページを参照。http://www.sal.tohoku.ac.jp/p-religion/sicj/sicj_top.html（アクセス日　二〇一七年二月

一七日）

（16）ただし、言うまでもないが、医学部で哲学や倫理学などの人文科学系科目あるいは経済学や社会福祉学などの社会科学系科目を担当する教員は自らが文学部等で学んできた専門領域を医学生にただ教育すればよいというわけではない。それはかつての医学部教養課程の一部の教員で見られた「医学に無関心な態度」に逆戻りしてしまう。そうした教員の態度は、哲学や倫理学などがつまらない学問であるとの誤解や先入観を医学生に持たせてしまう可能性がある。この点からも、澤瀉が医学を何年も勉強したように、医学部の教養課程を担う教員にとっても医学、特に医学概論の学びは必要なのである。医学部での哲学、宗教学、倫理学などの人文科学教育や社会科学教育がいかにあるべきかは、今後の重要な課題であろう。

参考文献

Engel, G.（1977）The Need for a New Medical Model: A Challenge for Biomedicine, *Science* 196, 129–136.

Engel, G.（1992）How much longer must medicine's science be bound by a seventeenth century world view?, *Psychotherapy and Psychosomatics* 57, 3–16.

Evidence-Based Medicine Working Group（1992）"Evidence-Based Medicine. A New Approach to Teaching the Practice of Medicine, *Journal of the American Medical Association* 268 (17), 2420–5.

Frankl, V.（1988）*The Will to Meaning: Foundations and Applications of Logotherapy*, Meridian Book.

Frankl, V.（2000）*Man's Search for Ultimate Meaning*, Basic Books.

伊勢田哲治（2008）『動物からの倫理学入門』名古屋大学出版会

江上不二夫（1980）『生命を探る』（第２版）岩波新書

澤瀉久敬（1960）『医学概論　第三部　医学について』誠信書房

澤瀉久敬（1967）『哲学と科学』ＮＨＫブックス
澤瀉久敬（1981）『医学の哲学　増補』誠信書房
澤瀉久敬（1987）『医学概論とは』誠信書房
ガイアットら編（2010）『医学文献ユーザーズガイド：根拠に基づく診療のマニュアル』（第2版）、相原、池田、三原、村山監訳、凸版メディア
柏祐賢（1962）『農学原論』養賢堂
柏祐賢（1987）『農学の行方』柏祐賢著作集11、京都産業大学出版会
サケットＤ.Ｌ.ら（2003）『Evidence-Based MEDICINE：EBMの実践と教育』エルゼピア・サイエンス
杉岡良彦（2014）『哲学としての医学概論：方法論・人間観・スピリチュアリティ』春秋社
ベルクソン（1969）「哲学的直観」（三輪正訳）、澤瀉久敬編集『世界の名著ベルクソン』中央公論社、一〇九－一三二頁
淀川キリスト教病院ホスピス編（2007）『緩和ケアマニュアル』（第5版）最新医学社

第14講　孤独に関する医学的研究と人間の孤独性

はじめに

孤独 loneliness が医学の中で重要なテーマとなってきている。例えばこうした研究の中で、孤独は「社会的ニーズがその社会的な関係によって量的にも特に質的にも満たされていないとの認識に伴う辛い感覚」として定義され（Hawkley and Cacioppo 2010）、特に海外では、この孤独の健康影響が科学的に検証されてきている。また、超高齢社会に直面する日本では、孤独の問題は社会的にも大きな意味をもつ。本稿では、まず孤独に関する科学的研究が何を明らかにしているのかを吟味し、またこの研究のもつ医学的な意義を考える。一方、孤独は科学（医学）の問題だけではなく、これまで多くの哲学者や著述家が論じてきた問題でもある。よって、科学以外の観点からも孤独に関するこれらの研究のもつ意味を考える。最後に科学的な孤独研究が陥る危険性に言及し、今後の孤独研究においては科学的および哲学的という二つの観点から研究が行われる必要があることを論じる。

1 孤独に関する研究

1.1 孤独に関する疫学研究 1

ヘブライ大学のShiovitz-Ezraらは、五〇歳以上のアメリカ人七、六三八人を対象に、四年間にわたり孤独と死亡率の関係を調査した（Shiovitz-Ezra and Ayalon 2010）。彼らは一九九六年、一九九八年、二〇〇〇年の三回、うつ病を評価する質問票（The Center for Epidemiologic Studies Depression Scale: CES-D）にある孤独を問う一項目を用いた。「この一週間の間ほとんど独りだと感じるか」という質問にイエスかノーのどちらかで答えてもらい、三回の調査すべてでイエスと回答した人たちを慢性的に孤独（三三七名）、一回のみイエスと回答した人たちを状況的（あるいは一時的）に孤独（一四〇六名）として分類し、その後四年間にわたり死亡率を調査した。年齢、性別、健康状態等を調整後、孤独の程度と死亡率を解析したところ、孤独ではない人（三回の調査いずれでも孤独ではないと回答した人たち）に比べ、状況的（あるいは一時的）に孤独な人は一・五六倍

(HR＝1.56, 95% CI: 1.52–1.62)[1]、慢性的に孤独である人では一・八三倍 (HR＝1.83, 95% CI: 1.71–1.87) 死亡率が高かった (何れも統計学的に有意差あり)。研究者らは、孤独が今回研究に参加した五〇歳以上の人たちの健康に大きな影響を与え、また状況的および慢性的孤独の両方が重大な死亡リスクとなり得ると述べる。

1．2　孤独に関する疫学研究　2

Holt-Lunstad らは、社会的関係がどの程度死亡率に関与するのかを明らかにするために、一九〇〇年一月から二〇〇七年一月までに発表された社会的関係と死亡率の関係を調べた一一、一二四件の論文を吟味し、最終的に一四八件の研究 (三〇八、八四九人の参加者) を絞り込んだ (Holt-Lunstad, et al. 2010)。この研究では、社会的関係が大きく「機能的項目」と「構造的項目」の二つに区別されている。前者は主として自らの状況を孤独であると受け止めているかどうかという主観的観点から、後者は婚姻状態や独居などの、前者と比べて客観的観点から社会的関係を評価するものである。そして、それぞれの項目を評価する測定法が何種類も開発されている。さて、一四八件の論文を用いたメタアナリシスによる研究 (平均七・五年間の調査) では、社会的関係に乏しいあるいは不十分な人々に比べて、適切な社会的関係を築いている人々では生存率が一・五倍高い (OR＝1.50, 95% CI: 1.42–1.59) ことが明らかにされた。詳細に述べるなら、社会的関係の機能的項目を評価した六三件の研究では、オッズ比一・五七（95% CI: 1.46–1.70）、構造的項目を評価した二四件の研究では、オッズ比一・四六（95% CI: 1.28–1.66）、両方の項目を組み合わせて評価した六一件の研究では、オッズ比一・四四（95% CI: 1.32–1.58）であり、何れも統計学的な有意差が認められた。研究者らによれば、適切な社会的関係が生存率に与える影響は禁煙と同程度であり、その他のリスクファクター（肥満、運動不足など）の改善よりも生存率への影響が大きいと報告している。

1.3 孤独に関する脳科学研究

さて、この孤独に関する科学的研究をリードしているシカゴ大学の社会心理学者Cacioppoらは、二三名の女子大学生を対象に、彼女たちの孤独の程度と脳活動の関係を調べるというユニークな研究を発表した（Cacioppo, et al. 2009）。彼らは、以下の(1)、(2)の実験を行った。

(1) 楽しい／楽しくない、社会的／非社会的（「社会的」とは、その写真の中に人が写っているもの）という印象を与える一連の写真を被験者に見せ、ｆＭＲＩ（functional Magnetic Resonance Imaging）を用いてその際の脳活動を測定する。

(2) 孤独の程度を、UCLA Loneliness Scale[(2)]という二〇項目から成る質問票を用いて評価する。孤独を評価するこの質問票は広く用いられており、例えば「信頼できる人がいないと感じることがどのくらいありますか」という質問に、四つの選択肢（1＝決してない、2＝まれ、3＝時々、4＝いつも）から答えるというものである。

さて、楽しい写真を見せた場合の結果であるが、「人々がジェットコースターに乗っている」「人間が犬と走っている」などの人が関与しているという（社会的な）写真を見せた場合に、孤独のスコアが高い人ではそうではない人に比べて、腹側線条体の活性が弱いこと（r＝－.46, p＜.05）、逆に、孤独のスコアが低い人では、腹側線条体の活性が強いこと（r＝.69, p＜.001）が明らかにされた。腹側線条体は側坐核を含む報酬系に関わる領域であり、腹側被蓋野から投射するドパミン神経系（A10神経系）の入力を受ける。覚せい剤やコカインなどによる薬物依存は、このドパミン神経系の活動を亢進させることが知られている（田中ら 2011, 三七六－三七七頁）。つまり、孤独のスコアが高い人たちでは、人との関わりが脳の報酬系を活性化する程度が少ないために、独りでいることを好むようになるのではないかと示唆される。

次に、楽しくない（不快な）写真を見せた場合の結果であるが、「兵士たちの戦闘の写真」「男性が女性を叩く写真」などの、人が関与している（社会的な）写真を見た際には、孤独のスコアが高い人では左右の視覚野がより強く活性化される傾向にあった。一方で、孤独のスコアが低い人は、同様の写真を見た際には、左右の側頭頭頂接合部が強く活性化された。側頭頭頂接合部は、心の理論（theory of mind）に関わる領域であることが知られており[3]、このことは彼女たちが苦悩する他者を自発的に思いやる傾向にあるとの考えと一致するとCacioppoらは結論づけている。

孤独に関与する脳領域を調べた研究はこれ以外にもいくつか報告されている。こうした脳科学的研究が特に興味深いのは、孤独が脳機能と関与していることを示唆する点である。[4] このことは、孤独が心身の健康に影響を与えうる一つの生物学的根拠を提供する。

2 孤独に関する科学的考察と意義

孤独は心身両面に影響を与える。以上に紹介した研究結果だけではなく、精神的側面では孤独が「うつ病」「自殺」「アルツハイマー病」の増加や「認知機能」の低下など、身体的側面では「心血管疾患のリスク」「高血圧」そして先に見たように「死亡率」の増加などに関与することがこれまでに報告されている（Hawkley and Cacioppo 2010）。なぜ、孤独は生体に負の影響を与えるのだろうか。

2．1 孤独の進化論的視点

Cacioppo らは、孤独を進化という観点から生物学的に理解する「進化モデル」evolutionary model を提唱している（Cacioppo and Hawkley 2003; Cacioppo, et al. 2006）。まず、他の生物に比べ、人間の子供は生後長期間にわたり大人（両親）から世話をしてもらう必要がある。また、身体を守る甲羅を備えた動物や敵から素早く逃げるための羽が生えた動物などとも異なり、人間は生命を脅かす様々な危険に比較的無防備にさらされている。そのため道具を発明し、他者と意思疎通を図り、共同して働き、連携を取ることなどによってこうしたリスクに対抗する。つまり、孤独を感じるという能力は他者とのつながりを構築するように人間を導き、生存にとって重要な役割を有するという。さらにこの進化モデルによれば、孤独は「社会的苦痛」social painと「社会的報酬」social rewardという二つの観点から理解される。孤独は「社会的苦痛」として働き、飢餓や口渇また身体的苦痛と同じように、その苦痛を避ける行動へと人々を促す。興味深いのは、身体的苦痛を受けた際に活性化される脳の前帯状皮質の背側部が、社会的苦痛の際にも活性化されていることである（Eisenberger, et al. 2003）。このように、身体的苦痛と社会的苦痛は、共通の脳解剖学的基盤を有している。一方で他者とのつながりが再構築され、孤独が解消されると「社会的報酬」として働く。つまり、他者と共同して働くことにより、側坐核、尾状核、眼窩前頭皮質などの脳の報酬系に関わる領域が活性化されることが報告されている（Rilling, et al. 2002）。このように、孤独を避ける行動は、苦痛と報酬の両者に関わる生物学的基盤に支えられているのである。

2.2 孤独の生体影響のメカニズム

孤独が心身にどのように影響を与えるのか、つまりその生物学的メカニズムは、多くの人々（特に医療者）にとって大きな関心事でもある。本稿では孤独が(1)心理的経路と(2)行動的経路の二つを介して心身に影響を与えるという、大きな枠組みからそのメカニズムを理解したい。Hawkleyらは、これまでの孤独に関する研究を検討し、孤独が心理的、行動的、神経内分泌的、免疫的変化と関わることを示すこれまでの研究を整理している（Hawkley and Cacioppo 2010）。まず、(1)心理的経路として、孤独の強い人は、弱い人に比べて、警戒心が強い傾向がある。そのために、ストレス、悲観、不安、自己評価の低さなどを感じやすい。こうしたストレスや否定的感情は、心の健康に悪い影響を与える。さらに、良く知られているように、ストレスや否定的感情は、視床下部—下垂体—副腎皮質系（Hypothalamic- Pituitary- Adrenal system; HPA系）や視床下部—交感神経—副腎髄質系（Sympathetic-Adrenal-Medullary system; SAM系）を介して、神経内分泌の変化や免疫系の変化を生じさせる。実際に、孤独感の強い人では、ノルアドレナリン濃度（夜間尿）が高いことや、コルチゾール濃度（HPA系）の上昇などが報告されている。また、免疫系の変化としては、孤独の強い人では細胞性免疫（NK細胞活性）の低下、液性免疫への影響（インフルエンザワクチンによる抗体反応の低下）なども明らかにされている。

次に(2)行動的経路としては、孤独感の強い人では、室内に閉じこもりがちになり、外出が少なくなるなどの傾向がある。そのため、身体活動が低下することが報告されている。一般に身体活動の低下は、心身両面の健康、また認知機能などに負の影響を与えることは良く知られている。さらに、不十分な身体活動のために、世界で年間約三二〇万人が死亡していると報告されている(Lim, et al. 2012)。

今後も孤独が心身の影響に与えるメカニズムに関してはさらなる科学的研究が必要であるが、現時点では孤独が「心理的経路」と「行動的経路」という二つの経路を介して、影響を与えると理解することができよう。

2．3　孤独研究の医学的意義

こうした研究の医学的意義は、孤独という社会的関係の問題が——細菌やウイルス等の病原性微生物が感染症を引き起こすのと同じように——人間の心身の疾患や死亡率などに実際に影響を与えること、つまりリスクファクターであることを科学的に明らかにしている点にあるといえよう。例えば、現在の医療の基本的な「疾患モデル」である生物心理社会モデル biopsychosocial model (Engel 1977) に基づいて、不安や怒り、抑うつ気分などの心理的要因がさまざまな疾患を引き起こすこと（さらにそのメカニズムとして心理的ストレスが、神経系、内分泌系、免疫系などの変化をもたらす）はこれまですでに良く知られていた。[5] 生物医学を批判し、新しい医学モデルとして提唱された生物心理社会モデルは、心身相関を前提とする心身医学の基本的モデルでもあった。[6]そして今回紹介した諸研究は、孤独という社会的要因が心身に影響を与えることを明確に示すものであり、生物心理社会モデルの一側面をさらに支持するものであるといえる。[7]

3　孤独とは何か

3．1　孤独と孤立

科学的データは孤独が様々な心身の疾患を引き起こし、死亡率にも影響を与えることを示す。しかし、そもそも孤独とは何であろうか。それは多くの科学的研究が示唆するように人間の健康を害するがゆえに、常に避けるべきものなのであろうか。

倫理学者の小原信は孤独について、「〈個別性〉とも言うべきもの、この〈私〉が一人の人間として、他の人間とは全く異なった何かであるということをさす」（小原 1972, 八頁）と定義する。そして、「われわれは、人間は孤独か、という問いかけから出発するのではなく、人間とは本来孤独なものである、ということを、いわば生きることの当然の帰結のように前提として生きるのである」（同、八頁）と説明する。こうした孤独理解は、これまで紹介した科学研究での孤独理解とは異なる新たな視点を提供してくれる。

さらに、小原は孤独と孤立の違いを明確にするべきであると述べるが（同、七頁）、哲学者の谷口龍男はその区別をより明確に述べている。彼は孤立者を「みずからの心を閉ざし自己閉鎖的状態にある人は、他者との共在を求めず、自己と他者との間を隔離するものであるゆえに、そのような人は孤立して一人ある者である」と説明し、一方で「孤独者には共在への切なる願いがある。孤独な心とは他者に向かって自己を開く自己解放の心[8]」であると述べる（谷口 1978, 二五頁）。たとえ、配偶者を失い、人から裏切られ、財産を失うなどの状況にあったとしても、その人の心が他者へと開かれ、他者との関わりを願う人は孤独であっても孤立してはいない。谷口によれば本人の置かれている社会的状況ではなく、自らの心が他者に対して開かれているのか否かによって、孤独と孤立が区別される、とする。こうした孤独と孤立の区別は、後に見るように実際の科学研究を批判する際にも有益であり、本論は基本的にここで指摘された孤独と孤立の区別に依拠する。

ただし、さらなる考察が必要であろう。この孤独と孤立の説明においては他者との関係が強調されているが、われわれの関わりは人間だけに限らないのではないか。晩年、方丈の草庵に世を遁れた鴨長明は、「春は、藤波を見る。（中略）夏は、郭公を聞く。語らふごとに、死出の山路を契る。秋は、ひぐらしの声、耳に満てり。うつせみの世を悲しむかと聞こゆ。冬は、雪をあはれぶ」(鴨 1967, 三六頁)など、春夏秋冬それぞれに、心を寄せ語り合う対象を自然の中に見出している。また、フランクルは神について、「神は、あなたにとって一番親しい、独り言の相手である。あなたが自分自身に向かってこれ以上ない誠実さで語りかけ、本当の孤独の中で語りかける時にはいつも、実はその相手になっている人、その人のことを神と呼ぶのだ」(フランクル 1999, 九八頁)と語る。この場合、その人の心は神に開かれている。

ところで棚次は、人間が自己自身以外の非自己に対してとりうる関係が、「自己と他者」「自己と世界」さらに「自己と超越者」の三種類あると指摘する(棚次 2013, 六六–六九頁)[9]。棚次の人間の存在構造に基づいたこの指摘は、前記の小原や谷口(「自己と他者」に注目)、長明(「自己と世界」に注目)、さらにフランクル(「自己と超越者」に注目)の主張を受け入れつつ、さらに包括的に見渡す視点を提供するものであり、本論においては基本的にこの棚次の立場を支持したい。そして、以上の考察を踏まえるならば、真の孤立とは少なくともこの三つの何れに対しても関わりを閉ざした状態と考えることができるだろう。

3.2 孤独と苦悩

孤独と孤立を区別することは重要である。しかし、それだけではまだ孤独の意義を十分に把握できているとは言えない。孤独は苦悩[10]を伴う。そして生物学的観点からは、生物は苦しみを避けるように行動する。ところで、フランクルは苦悩のもつ積極的な意味を主張する。彼は、われわれの人生を意味で満たすためには、何かを創造すること（創造価値）、体験すること（体験価値）だけではなく、その変えられない状況に対してわれわれがどのような態度をとるのか（態度価値）にもあるという（フランクル 2004b, 一一九頁）。

特に最後の態度価値は、「苦悩すること、つまり存在に耐えること、運命に耐えること」そのものに価値があるとする。苦悩に耐えることによって、われわれの人生が意味で満たされるとする。(11) さらにフランクルは、「苦悩するとは、成し遂げること、成長することおよび成熟することだけではなく、より豊かになることでもある」とし、「苦悩は、人間に、ものごとを見抜く力を与え、世界を見通せるようにします」（同、一三二頁）と指摘する。

たとえ、われわれの心が他者に開かれていたとしても、孤独には多かれ少なかれ苦悩が伴う。この苦悩によって直ちに絶望に陥るのではなく、その苦悩がもつ積極的な意味を理解することは、孤独に意味を見出すことでもある。実際、われわれは孤独のもつ積極的な意味を、それぞれの領域での先駆者や思想家の多くがさまざまな形で語っていることを知っている。ニーチェはツァラトゥストラに精神の三様の変化――駱駝から獅子に、獅子から小児へ――を語らせるが、重荷に耐え重荷を背負って砂漠を行く駱駝に、孤独の極みの砂漠の中で獅子への変化が起こる。創造的な小児となるには、やはり駱駝の時代の孤独に耐えねばならないと、ツァラトゥストラは語る（ニーチェ 1966, 七九―八二頁）。

孤独は確かにつらく、それは苦悩である。しかし、その一方で孤独の積極的な意味、孤独の苦しみがもたらす成熟や創造を、われわれは見逃してはならないであろう。

3．3　孤独の多元的理解と人間存在の二つの特徴

これまでの考察を踏まえると、そもそも孤独は単一な状態ではなく、それを正しく把握するには多元的理解が必要であることがわかる。

まず、孤独は心身の様々な疾患のリスクファクターであり、特に死亡率にも関与することを科学研究が明らかにしている。また、孤独はわれわれの脳機能とも関わることが示唆されており、孤独においては身体的苦痛を感じる脳領域が活性化し、関係性の再構築が行われると報酬系が活性化することが報告されている。こうした研究は、「人間がそもそも一人では存在できず、他者との関係において存在する」という、これまで神学や哲学において論じられてきた人間存在の本質に関する主張を、科学的立場からも支持しているのだと理解することもできる。例えば、キリスト教における神の像 imago Dei としての人間理解においては、三位一体の神は父と子と聖霊の三つの位格の交わりであり、それゆえ神の像として造られた人間においても、「人格的存在が、他者と関係し合う、社会的存在であることが、人間における『神の像』の本質」とされる（教皇庁 2006, 三四頁）。人間は「他者、神、世界、また自分自身との関係の内に存在する」ことが指摘

され、よって「本質的に関係的な存在」とされる（同、一〇頁）。人間はその本質において「関係的存在」であることを、神の像という人間観は提示する。こうした理解に基づけば、孤独であることは、この本来の人間の在り方からの逸脱であり、この逸脱が人間に病気や死亡率の上昇をもたらすとの研究結果はわれわれに原罪の教義を思い起こさせる。このキリスト教的人間理解は、先に挙げた棚次の理解、つまり人間が自己自身以外の非自己に対してとりうる関係が三種類あるとの指摘とも共通しているといえよう。

しかし一方で、人間は本来孤独なのである。ここで孤独であるというのは人間が一人ひとりかけがえのない実存であるという意味でもある。孤独は確かに不安や苦しみを伴うものではあるが、しかし人生においては避けて通ることのできない一つの過程であり、成長と創造をもたらす機会ともなる。孤独を強く感じていても、自らの生きる意味を見いだし努力する人と、孤独であるがゆえに人生に絶望する人では、その健康影響はやはり異なるであろうことが予想される。このように、孤独という問題は、科学的にも哲学的にもあるいは宗教（神学）的にも、多様な解釈が可能である。

こうした多元的解釈の基盤にある人間の在り方を再度確認したい。われわれは常に、孤独性と（他者等との）関係性という人間存在が有する生来的な二つの特徴に配慮する必要があるといえよう。後者の関係性はキリスト教的人間理解や棚次において十分指摘されてきたことであるが[12]、孤独性と関係性の両者を射程に入れた議論は、和辻哲郎においてより明確に認められる。彼は、

「人が人間関係においてのみ初めて人であり、従って人としてはすでにその全体性を、すなわち人間関係を表している、と見てよいならば、人間が人の意に解せられるのもまた正しいのである」とし、「人間が社会であると共にまた個人である」と指摘する（和辻 2007, 一九-二〇頁）。つまり、人間の根本構造は「「世間」たるとともに「人」である」という二重構造をなし（同、五〇頁）、全体（世間・社会）と部分（個々の人）について、「部分は全体においてのみ可能となるとともに、全体はその部分において全体」なのでり、人間において両者は弁証法的に統一されているのだと述べている（同、二七-二八頁）。

このように、そもそも人間が孤独性と関係性（あるいは個別性と世間性[13]）という二重構造をなすのであれば、一方の側面にのみ着目した研究は十分ではないこと明らかになってくる。こうした人間の二重構造的理解に基づいて、以下では孤独の科学的研究の問題点と今後の課題について論じる。

4 今後の課題

4．1　医学における孤独研究の課題

先にあげた社会的関係と死亡率に関するメタアナリシス研究を行い、死亡率への影響は喫煙と同程度であると結論づけたHolt-Lunstadらは、同じ論文（2010）の中で以下のように指摘する。つまり、これまで医療者は喫煙、不適切な食事、運動不足を、健康に害を与える重要な要因として取り上げてきた。これと同様に、社会的つながりに関する医学的評価やスクリーニングが一般的に行われて良いであろうと述べる。そして必要とあれば、このつながりを改善するような対応が行われるべきであると主張する。なぜならそれは、死亡率の軽減に寄与する可能性があるからである。おそらく、孤独と様々な疾患や死亡率との影響が明らかにされることによって、これからの医療では診断やスクリーニングの結果をふまえて、人々の社会的関係の改善を促す対策やケア（地域で集える場所をつくる、地域の保健師が定期的に訪問するなど）が導入される可能性がある。

ただし、こうした現在の孤独に関する科学研究に対しては、人間存在の孤独性と関係性という理解に基づいた慎重な評価が求められる。この立場から考えれば、例えば最初に紹介したHawkley（2010）らの孤独の定義では、その関係性の欠如から孤独を論じていると指摘できよう。これは孤独の消極的な定義であり、人間一人ひとりがかけがえのない実存であるという点が見落とされている。よって、孤独のもつ創造性という積極的側面を配慮した研究が今後は必要となろう。

また、これまでの科学研究は、例えば谷口が指摘するように、孤独と孤立を正しく区別してその

健康影響を評価できているのだろうか。確かに、Holt-Lunstadらの研究でも言及したように、この分野の科学的研究は両者を区別しているとされるが、その内容は本論での区別とは基本的に異なる。これまでの科学的研究では、孤立isolationは、婚姻状態や独居、社会的関わりの程度や大きさ（規模）という客観的な指標から評価されてきた。一方で、孤独を感じるか否かという主観的な項目が孤独lonelinessとされ、UCLA Loneliness Scaleはそれを評価する代表的な質問票であった。ただし、二〇の質問から成るこの質問票の中には、他者との関係を問う項目はたくさんあるが、棚次らが指摘するようなその他との関わり、つまり超越者や自然との関係を問う項目はない。また、フランクルの指摘するような、人生からの問いかけに価値を見いだし、その問いかけに応えることに生きる意味を見いだしている人が、果たして孤独であるのかどうかを評価する項目もない。今後、こうした点に配慮した質問票の開発と研究が必要であり、さらに生きる意味を見いだせないという実存的空虚existential vacuum（Frankl 1988, p. 83）と孤独や孤立の関係を明確にする必要があろう。

孤独の区別やその測定法に関する以上の問題は、例えば最近発表された次の研究結果が提起しているといえる。Steptoeらは、社会的孤立と全死因死亡率の関係を明らかにするため、疫学研究を行った（Steptoe, et al. 2013）。方法として、英国の五二歳以上の男女六、五〇〇人を対象に、二〇〇四（―二〇〇五）から二〇一二まで、平均七・二五年間の前向きコホート研究が行われた。その際に、「社会的孤立」social isolation（未婚／同居人がいない、家族や友人と一カ月以上連絡をとっていない、地域の集まりなどに参加していないなどで評価）と「孤独」loneliness（UCLA loneliness scale にて評価）を区別して解析を行った。結果としては、年齢、教育歴、婚姻状態、心身の病気などの要因で調整した後も、社会的孤立と死亡率には統計学的に有意な関連があるが（HR: 1.26, 95% IC: 1.07–1.48）、孤独と死亡率にはその関連を認めないこと（HR: 0.92, 95% IC: 0.78–1.09）が明らかにされた。こうした結果をふまえて Steptoe らは、「社会的孤立を軽減する取り組みが死亡率を減らすにはより有効であろう」と結論づけている。

その一方で、これまでの研究は孤独と死亡率の間に負の相関を認めるものが多く、先に紹介した Holt-Lunstad らのメタアナリシスによる研究でも、孤独な人たちでは死亡率が統計学的に有意に高いことが示されていたことはすでに紹介した。

こうした結果の不一致は、現在の孤独の評価法では、⑴ 孤独のもつ積極的な意味やそれに伴う苦悩の意義を正しく評価できていない可能性、および ⑵ 孤立が主として他者との関係に限定して評価されている点、を問題として指摘できよう。もし、こうした点が正しく考慮されるなら、別の研究結果が提示される可能性がある。例えば、孤独（例えば周囲の無理解など）を感じつつも自らの果たすべき使命に生きがいを感じている人々、独り暮らしで信頼できる他者がいないとしても、自然との語らいを楽しむ人々、あるいは神に対して心を開き、神の愛を深く感じている人々では、これまでの報告とは異なり、様々な疾患の罹患率や死亡率が高くない（あるいはむしろ低い）可能性もある。このように、孤独のもつ積極的な意義や世界（自然）や超越者との交わりを考慮したきめ細かな科学的研究が今後必要となろう。

4．2　孤独に関する無理解がもたらす問題点と今後の医療

これまで見たように、そもそも人間の孤独性とは、人間が実存でありまた苦悩する存在Homo patiensでもあることを意味している。この点を無視するならば、人は孤独のもつ創造的意義を忘却して容易な代用品でその苦悩から逃れようとするだろう。そのような例は、いたるところにあふれている。Facebook や Twitter などのソーシャル・ネットワーク・サービス（SNS）、アルコールやさまざまな（違法）薬物、あるいはギャンブルなどが、孤独の苦しみを一時的に紛らわせてくれる（もちろん、SNSのもつ利便性は高く評価されるべきであるが）。人間は孤独を恐れ、孤独を忘れさせてくれる代用品を安易に求めてしまう。しかし、これは関係性の再構築を目指す本来の努力をないがしろにしたり、あるいは孤独の中で人生に向き合い苦悩を通じて開示される人生の価値に目をそむけている態度ともなりうる。さらに医師も、孤独のもつ積極的な次元を理解できなければ、孤独をすべて病気症状の一つであるかのように扱い、安易な薬物療法を行い、その結果患者がまたその薬物に依存するという負の連鎖（医原病）を招く可能性がある。フランクルは以下のようにわれわれを戒める。

「自己存在の意味を求める人間の努力や、さらにはその意味に対する懐疑すらをも、すべて何

らかの病気から導き出したり、あるいは病気にその原因を帰したりする考え方を私はきっぱりと否定したいと思います。（中略）生きがいに対する人間の関心は、たとえそれが絶望であったとしても、精神的苦悩（spiritual distress）であって、決して精神病（mental disease）ではありません」（フランクル 2004a, 一三−一四頁）。

　そして、「患者が自らの人生の中に意味を見出すのを援助することを任務」（同、一四頁）とするロゴセラピーの立場からは、医療者は孤独とそれに伴う苦悩のもつ意義を明確に理解することが期待される。なぜならこの点を治療者が理解することによって、実際の治療の在り方が変わる可能性があるからだ。「セラピストが、彼らの患者たちの精神的健康を増進したいと望むなら、彼らの人生の意味に向かって新たな方向付けをするという重荷を増やすことを恐れてはならないのです」（同、一七頁）とのフランクルの言葉の真意を、われわれは深く考える必要があろう[14]。

　一方で、関係性という人間存在の特徴を考慮するならば、今後の医療においてリスクファクターとしての孤独（孤立）への取り組みも重要な課題となる。これは現代の孤独に関する科学研究の多くが示すとおりである。特に、日本は急速な高齢化を迎えている。二〇一一年一〇月一日現在、六五歳以上の高齢者人口が総人口に占める割合（高齢化率）は二三・三％であり、また高齢化の将来推計は、二〇二五年には三〇・三％、二〇五五年には三九・四％になると予想されている[15]（内閣府 2013, 二−一二頁）。

　加齢には喪失が伴う。定年を迎えるとそれまでの人間関係が大きく変化する。また、健康や若さを失うだけではなく、肉親や友人などとの離別を体験することが多くなる。このように、高齢者は孤独を感じる機会が増える。そして孤独に対する対策（もちろん対象者は高齢者に限らない）として、「社会的サポートを強化する」「社会的交流の機会を増やす」などの社会的孤立を防ぐ取り組みは関係性の再構築を目指すものであり、予防医学的観点からも極めて重要であると考えられる。実際にこうした対策が孤独を軽減することは、メタアナリシスによっても提示されている(16)(Masi, et al. 2011)。

孤独の科学的研究は、孤独がさまざまな負の健康影響を与えることをますます明らかにしている。しかし、ここから直ちに孤独を避けるべき状態と結論づけることには注意を要する。その理由を本論では、人間の孤独性と関係性という両者への観点から考察した。それはすでに和辻が倫理学の前提となる人間存在の考察において指摘していた内容でもあった。孤独の科学的研究は、われわれに興味深い多くの知見を提供してくれる。しかし、その際に医療者が孤独の積極的な意義に無知であるならば、安易な医療化を促し、皮肉にも医学そのものが人間本来のもつ成熟の機会を奪う可能性を有する点には注意が必要である。孤独に関する科学研究は、孤独が疾患のリスクファクターであることを明らかにするが、一方で、そもそも人間とは何かという哲学的な問いを提起する。そして、哲学は孤独や苦悩に関する考察を通じて、その積極的な意義を考慮した科学的研究の必要性を医学に投げかける。このように、孤独に関する研究をめぐる議論は、医学には科学という観点と、哲学（特に人間観）という観点の二つの視点が必要であることを示しているのである。

注

（1）HR（hazard ratio）は、研究全期間を通しての、生存率や死亡率などのリスク比（相対リスク）を示し、Cox比例ハザードモデルで解析を行うときには、ハザード比と表現される。後に本文中に現れるOR（odds ratio）は暴露群と非暴露群でのあるイベントの発症割合の比を表す。メタアナリシスの結果は、オッズ比で表される。九五％信頼区間（Confidence Interval: CI）とは、その数値の間に母集団の平均値が九五％の確率で存在すると推定される範囲。相対リスクまたはオッズ比の九五％信頼区間が1.0をまたぐ場合は、有意差が無いとされる。詳細はガイアットら（2010）参照。

（2）UCLA Loneliness Scaleは、一九七八年にRussell D.らによって開発され、一九八〇年に改訂版が出された。また一九九六年には第3版が発表されている。詳細はRussell（1996）参照。

（3）心の理論とは、簡単には「他者の心の状態を理解し推論する能力」と定義できる。その神経学的基盤としては、ここであげられた側頭頭頂接合部をはじめ、内側前頭前皮質、眼窩前頭皮質、上側頭溝などの関与が報告されている（Saxe and Kanwisher 2003. Carrington and Bailey 2009）。臨床上の意義としては、例えば心の理論と自閉症との関係が報告されている（Sharma, et al. 2014）。

（4）孤独と脳研究に関わるその他の研究として、例えばKanai et al.（2012）を参照。その中でKanaiらは、質問票を用いて孤独を評価し、孤独を強く感じる人では社会的認知に関わる領域である後上側頭溝（posterior superior temporal sulcus: PSTS）の灰白質容量が減少していることを報告した。ただし、Kanaiらも指摘しているように、こうした研究結果から生物学的要因が孤独を規定していると結論づけることはできない。社会との関わりが少ない環境が、結果として脳の構造的差異を生みだした可能性もある。

（5）例えば、Koenig, et al.（2002）参照。

（6）池見酉次郎は九州大学での日本で最初の心療内科発足に関し、「これは、人間の病気の実体を、肉体と精神と社会生活の三つの面から総合的に研究するための、わが国で最初のユニークな試みであった」（池見 1978，一一五頁）と明記している。

（7）生物心理社会モデルは社会的要因が心身の疾患に影響を与えることを指摘している。一連の孤独研究はこの点を支持すると考えられる。

（8）「共在」という表現について、谷口は同書の別の頁で「私の言う「共在」とは、心の通い合いによって他者と一体的に共にある、という意味で用いられる」と説明する（谷口 1978，一四頁）。

（9）棚次は同書の中で、自己の外との関係としての三つの対象（他者、世界、超越者）と自己の関係だけではなく、自己と自己自身という「自己内関係」についても言及している。本論ではこの自己内関係と孤独／孤立の問題には言及しない。自己と自己自身との関係の歪みや断絶が、孤独や孤立として理解可能かどうかは今後の課題である。

（10）本稿では、「苦痛」を生物学的な意味で、「苦悩」を心理的な意味で主として用いる。ただし、本稿でも紹介したように、心理的痛みと生物学的痛みの脳科学的共通点が明らかになるにつれて、その区別は困難になる場合が多くなろう。また、緩和医療における全人的苦痛（total pain）のように、心理的痛みも苦悩ではなく苦痛として表現されることも多い。フランクルの「苦悩する」は、原著では leiden である。

（11）このことは回避可能な苦悩を避けない（例えば肉体的な痛みをとることができる鎮痛剤（いわゆる NSAIDs）やモルヒネがあるのにあえて使わない等）ことではない。回避可能な苦悩を避けないのは、苦悩が自己目的になっており、それはマゾヒズムに転化してしまっているのだとフランクルは指摘する（フランクル 2004b，一三七頁）。

（12）もちろん、キリスト教的人間観や棚次の人間存在の理解においては人間の孤独性が考慮されていないというのではなく、むしろ人はその孤独性を自覚するがゆえに、神・世界・他者との関係を求めると理解されるべきであろう。その意味で、棚次らの理解では、人間の孤独性がすでに前提とされていると考えることができよう。

（13）本論で述べられる孤独性と関係性という内容を、和辻は「個別性」と「世間性」（あるいは「全体性」）と表現している（和辻 2007, 三八頁）。

（14）このフランクルの主張に対して、「そもそも人生に意味や目的があるのか」という批判を向けることもできよう。例えば、作家の五木寛之は「人生に決められた目的などというものはない」と主張する（五木 2000, 二九‐三二頁）。フランクルはこの点に対して、論理的には人生に意味があるともないとも言えないことを認めた上で、「究極の意味、存在の超意味を信じようと決断すると、その創造的な結果があらわれてくるでしょう」（フランクル 1993, 一一二‐一一三頁）と述べている。つまり、人生には意味があることを前提とし、人生からの課題を責任をもって引き受ける際の、治療上の効果を指摘する。ただし、フランクルの人生の意味の「コペルニクス的転回」（人生の意味は人間が問うのではなく、人生から問いかけられているのだとの考え）などは、ユダヤ－キリスト教的思想との類似点があり、果たして日本人にとってこうしたロゴセラピーがどの程度効果的であるのかという検証は今後の課題である。むしろ、実際の臨床場面では、日本独自の内観療法などを基本としながら、それぞれの使命を自覚していくという方法もありうる。以上のフランクルへの批判や内観療法との関わりは、杉岡（2014）、二四七‐二八五頁を参照。また、神学者の滝沢克己は、超人間的次元と人間的次元が区別されながら一つであり、一つでありながら区別されているという弁証法的関係が、フランクルでは十分見極められていない点を批判する。この点は、ロゴセラピーと宗教との関係の核心に迫るものであり、臨床上も重要な議論を含む。詳細は滝沢（1973）を参照。

（15）以下よりダウンロード可（アクセス日　二〇一三年一二月二七日）
http://www8.cao.go.jp/kourei/whitepaper/w-2013/zenbun/25pdf_index.html

（16）　この論文の中で Masi らは、「社会的サポートを強化する」「社会的交流の機会を増やす」などの対策よりも、実は「不適切な社会的認知に取り組む」という介入が最も有効であったとの結果を報告している。

引用文献・参考文献

Cacioppo, J. T. and Hawkley, L. C.（2003）Social Isolation and Health, with an Emphasis on Underlying Mechanisms, *Perspective in Biology and Medicine*. 46（3 Suppl）, S39–52.

Cacioppo, J. T., et al.（2006）Loneliness within a Nomological Net: An Evolutionary Perspective, *Journal of Research in Personality*. 40, 1054–1085.

Cacioppo, J. T., et al.（2009）In the Eye of the Beholder: Individual Differences in Perceived Social Isolation Predict Regional Brain Activation to Social Stimuli, *Journal of Cognitive Neuroscience*. 21（1）, 83–92.

Carrington, S. J. and Bailey, A. J.（2009）Are There Theory of Mind Regions in the Brain? A Review of the Neuroimaging Literature, *Human Brain Mapping*. 30（8）, 2313–2335.

Eisenberger, N. I., et al.（2003）Does Rejection Hurt? An FMRI Study of Social Exclusion, *Science*. 302（5643）, 290–292.

Engel, G. L.（1977）The Need for a New Medical Model: a Challenge for Biomedicine, *Science*. 196, 129–136.

Frankl, V. E.（1988）*The Will to Meaning: Foundations and Applications of Logotherapy*, New Amer Library Trade; Rei Exp.

Hawkley, L. C. and Cacioppo, J. T.（2010）Loneliness Matters: a Theoretical and Empirical Review of Consequences and Mechanisms, *Annals of Behavioral Medicine*. 40, 218–227.

Holt-Lunstad, J., et al.（2010）Social Relationships and Mortality Risk: A Meta-Nalytic Review, *Plos Medicine*. 7（7） e1000316.

Holwerda, T. J., et al. (2012) Increased Risk of Mortality Associated with Social Isolation in Older Men: Only When Feeling Lonely? Results from the Amsterdam Study of the Elderly (AMSTEL), *Psychological Medicine*. 42, 843–853.

Kanai, R., et al. (2012) Brain Structure Links Loneliness to Social Perception, *Current Biology*. 22(20), pp. 1975–1979.

Koenig, H. G. and Cohen, H. J. ed. (2002) *The Link Between Religion and Health: Psychoneuroimmunology and the Faith Factor*, Oxford University Press.

Lim, S. S., et al. (2012) A Comparative Risk Assessment of Burden of Disease and Injury Attributable to 67 Risk Factors and Fisk Factor Clusters in 21 Regions, 1990–2010: a Systematic Analysis for the Global Burden of Disease Study 2010, *Lancet*. 380(9859), 2224–2260.

Masi, C. M., et al. (2011) A Meta-analysis of Interventions to Reduce Loneliness, *Personarity and Social Psychology Review*. 15(3), 219–266.

Rilling, J., et al. (2002) A Neural Basis for Social Cooperation, *Neuron*. 35(2), 395–405.

Russell, D. W. (1996) UCLA Loneliness Scale (Version 3): Reliability, Validity, and Factor Structure, *Journal of Personarity Assessment*. 66(1), 20–40.

Saxe, R. and Kanwisher, N. (2003) People Thinking about Thinking People. the Role of the Temporo-Parietal Junction in Theory of Mind, *Neuroimage*. 19(4), 1835–1842.

Shiovits-Ezra, S. and Ayalon, L. (2010) Situational versus Chronic Loneliness as Risk Factors for All-Cause Mortality, *International Psychogeriatrics*. 22(3), 455–462.

Steptoe, A., et al. (2013) Social Isolation, Loneliness, and All-Cause Mortality in Older Men and Women, *Proceedings of the National Academy of Science of the United States of America*. 110(15), 5797–5801.

Sharma, S., et al. (2014) Maladaptive Cognitive Appraisals in Children with High-Functioning Autism: Associations

with Fear, Anxiety and Theory of Mind, *Autism*. 18(3), 244–254.
池見酉次郎（1978）『セルフコントロールの医学』ＮＨＫブックス
五木寛之（2000）『人生の目的』幻冬社文庫
小原信（1972）『孤独と連帯』中公新書
ガイアットら編（2010）『医学文献ユーザーズガイド　根拠に基づく診療のマニュアル　第二版』（相原守夫ら監訳）凸出版メディア
鴨長明（1967）『方丈記』（簗瀬一雄訳注）角川文庫
教皇庁国際神学委員会（2006）『人間の尊厳と科学技術』（岩本潤一訳）カトリック中央協議会
杉岡良彦（2014）『哲学としての医学概論――方法論・人間観・スピリチュアリティ』春秋社
滝沢克己（1973）「フランクルのロゴテラピーとキリスト教の福音」『滝沢克己全集７』法蔵館、四三二―四四四頁
田中千賀子、加藤隆一編集（2011）『ＮＥＷ薬理学　改訂第６版』南山堂
棚次正和（2013）『医療と霊性―スピリチュアルにヘルシー・エイジング』医学と看護社
谷口龍男（1978）『出会いの哲学』北樹出版
内閣府（2013）『平成25年版　高齢社会白書』
ニーチェ（1966）「ツァラトゥストラ」『世界の名著57ニーチェ』手塚富雄訳、中央公論社
フランクル Ｖ.Ｅ.（1993）『それでも人生にイエスと言う』山田邦男・松田美佳訳、春秋社
フランクル Ｖ.Ｅ.（1999）『〈生きる意味〉を求めて』諸富祥彦監訳、春秋社
フランクル Ｖ.Ｅ.（2004a）『意味による癒し』山田邦男監訳、春秋社
フランクル Ｖ.Ｅ.（2004b）『苦悩する人間』山田邦男・松田美佳訳、春秋社
和辻哲郎（2007）『人間の学としての倫理学』岩波文庫

第15講　生物心理社会―スピリチュアルモデルと精神的人格

はじめに

かつて還元主義的あるいは機械論的と批判された生物医学に対し、人間を心理的、社会的さらにスピリチュアルな次元[1]からも包括的に理解する「生物心理社会―スピリチュアルモデル（bio-psychosocial-spiritual model）」（以下BPS–Sモデルと略）が提唱されてきている。臨床現場でも全人的苦痛の考えは、特に緩和医療の場に導入され、スピリチュアルペインを扱う専門家の育成やその実践がいくつかの病院で行われている。こうした包括的な理解は、生物医学という還元主義的・機械論的な人間理解に対するアンチテーゼとしても今日ますます重要な意味をもつように思われる。

しかし、様々な治療や援助を組み合わせること（包括的アプローチ）が、はたしてよりよい医療につながるのか否かは議論すべき問題であろう。つまり、諸次元での治療や介入の総和がより良い治療に至るとする前提そのものが批判的に問われなければならない。本稿では、まず、エンゲルの「生物心理社会モデル（biopsychosocial model）」（以下ＢＰＳモデルと略）に代わるＢＰＳ−Ｓモデルの要点とその問題点を考察する。次に、この多元的な理解やアプローチへの反論、あるいは不十分さを克服しようとしたと考えられる人物としてトゥルニエとフランクルを取り上げる。次に、精神的人格の問題について精神医学や生命倫理学における概念とも比較しつつ考察する。これらの作業を踏まえて、ＢＰＳ−Ｓモデルに精神的人格概念を明確化する必要性について論じる。

1　生物心理社会—スピリチュアルモデルとその問題点

1．1　生物心理社会モデルの拡大

二〇一七年は、ＢＰＳモデルに関するエンゲルの論文（Engel 1977）が公表されて四〇周年を迎えた年であった。このモデルはその後の研究、教育、医療に大きな影響を与えた。[2] ところで、このモデルの不十分さへの指摘が少なくとも一九八六年に医師のハイアット（Hiatt, J. F.）によっ

て行われている（Hiatt 1986）。彼はその論文の中で、西洋医学では近代医学が台頭するまで心理的、生物的、社会的、スピリチュアル、環境的要因が考慮され、人間全体（whole person）を取り扱うことが重要であるとされてきたのに、ニュートン―デカルト的観方が西洋医学を支配するにつれて、人間の生物的側面への注目が高まり、医学の焦点がこの点に狭小化されたとする。そして現在の西洋医学はスピリチュアルな次元にほとんど注目しなくなったと批判する。このスピリチュアルな次元は人生や病気の「意味」に関わる次元であり、また患者と医師の双方にとって、病気や健康に対する態度や見方を決める重要な次元であるとする。こうして彼は、BPSモデルがスピリチュアルな次元を含むモデルへと拡大されるべきであると主張した。[3]

医師のクーン（Kuhn, C. C.）も、一九八八年の論文の中でスピリチュアルな次元を考慮すべきことを西洋医学の歴史的伝統を踏まえて論じ、あらたに“bio-psycho-socio-spiritual model”を提唱した（Kuhn 1988）。その後、医師であるマッキー（McKee, D. D.）とチャペル（Chapel, J. N.）は、“biopsychosocial-spiritual model”を提唱した（McKee and Chapel 1996）。同様に医師のキング（King, D. E.）は著書の中で、宗教やスピリチュアリティが身体的・心理的健康に肯定的な影響（血圧低下、不安の減少、死亡率低下など）を与えるとする研究が増加していることを指摘し、BPSモデルではこうした宗教やスピリチュアリティの健康影響が十分理解できない点を批判した（King 2000）。そして、こうした科学的研究を説明しさらに研究を進めるためにはBPSモデルを拡大した“biopsychospiritual model”が必要であると論じている。このように、ハイアット、クーン、マッキーとチャペル、さらにキングらはともに、スピリチュアルな次元が人間の健康状態や治療に大きな影響を与えることを各々の論文の中で論じ、BPSモデルにスピリチュアルな次元を導入する——ただしその表現は必ずしも同一ではないが——新たなモデルの必要性を主張した。

こうした文脈の中で、サルメイシー（Sulmasy, D. P.）の論文（Sulmasy 2002）は最近のいくつかの論文においてBPS-Sモデルを代表するものの一つと考えられている（Matteliano, et al. 2014; Saad, et al. 2017）。以下ではサルメイシーの論文を概観し、このモデルの課題を検討する。

1．2　サルメイシーの主張の概要——哲学的人間学の必要性——

サルメイシーは、エンゲルのBPSモデルおよびホワイトらによる患者の環境を含めたエコロジカルモデル（White, et al. 1996）に対して一定の評価を与える。しかし両者ともに、それぞれのモデルが「人格としての人間」（human as person）[5]という概念に基本的に依拠していると思われるにもかかわらず、それらの理論を支える哲学的人間学（philosophical anthropology）が提示されていないとサルメイシーは指摘する。

彼は、BPSモデルを拡大したモデルとしてBPS-Sモデルがすでに他の研究者によって提示されている点を紹介する。しかし、その提唱者たちもまた、このモデルを哲学的かつ人間学的な基礎の上に構築していないこと、さらにこのより包括的なモデルが、これまでの還元主義的・

科学的患者理解、および人生や死に関する形而上学とどのように統合されることになるのかを何ら示していない点を批判する。このように、サルメイシーの論文の意図は、BPS―Sモデルの基礎づけとなるような哲学的人間学を提示することにあった。

ところで、BPS―Sモデルを論じるには、スピリチュアリティと宗教の違いを明確にしておくことは欠かせない。実際に本論で紹介したBPSモデルの拡大を論じた著者らはいずれもこの点に言及している。スピリチュアリティと宗教の違いに関するサルメイシーの主張も他の著者と大きな違いはない。つまり、彼は宗教が一般的には神への信仰に基づいた信念や実践であるのに対して、スピリチュアリティは宗教よりも広い用語であり、究極的あるいは超越的な意味への探求に関わるのだと考える。例えば、ほとんどの人はスピリチュアリティを神への信仰に基づく宗教的実践の中で語るが、自然や芸術との関わり、または哲学的信念との関わり、あるいは人間的関わりの中でスピリチュアリティを語る人もいる。このように、究極的あるいは超越的な意味への探求を行う人は誰でもスピリチュアリティを有するのだと、サルメイシーは考える。

こうした論考を経て、サルメイシーは自らが哲学的人間学と考える内容を展開する。つまり、彼は人間をその本質においてスピリチュアルであるとし、人間とは「関係における存在（being in relationship）」であると理解する。この理解に基づくならば、例えば病気とは「関係の乱れ」であり、病気は人間の内と外のそれぞれの関係を乱すのだと考えられる。その内なる関係は二つの要素からなり、（1―1）身体の様々な部分および生化学的プロセス間の関係であり、（1―2）心と身体の関係である。その外なる関係も二つの要素からなり、（2-1）患者と患者を取り巻く環境（生態学的、物理的、家族的、社会的、政治的環境）との関係であり、（2-2）患者と「超越するもの（the transcendent）」との関係である。

こうした考察から、彼は癒し（healing）とはこの乱れた諸関係の状態（＝病気）を正しく回復させることであると理解する。例えば科学的癒しとは、糖尿病においては血糖値とその他の生化学的プロセスとのバランスを回復させることであり、不整脈においてはペースメーカー細胞とその他の生化学的プロセスとの関係を適切に回復させることである。また、死に直面した人間における関係の回復では、家族や友人との「和解」を促すことが真の癒しとなりうる。さらに、「超越するもの」と関わりの観点から、自らの存在の意味や価値を理解することもまた、死にゆく人にとっては癒しの機会となる。

このように、サルメイシーは人間を「関係における存在」であると捉え、BPSモデルに代わるBPS-Sモデルを支える人間学についても論じた。このように癒しを「関係の回復」と理解することで、生物的、心理的、社会的、スピリチュアルな、すべての領域の癒しが統一的に理解可能となるように思われる。さらに、彼がこの論文の中で強調するように、BPS-Sモデルは死に直面した人にも適用可能であるのだ。つまり、BPSモデルでは十分に示されていなかった「スピリチュアルな癒し」の必要性をこのモデルは提示する。もちろん、サルメイシーはこれら四つの領域の相互作用にも注意を払う。

1．3　生物心理社会モデルへの批判は克服されているのか

健康や病気を理解するモデルが、生物医学モデルからＢＰＳモデル、さらにＢＰＳ-Ｓモデルへと拡大される一方で、ガミーが著書の中でＢＰＳモデルに対して向けた批判が新たなモデルでは克服されているのか否かが問われる必要があろう。ガミーによる主要な批判は、ＢＰＳモデルが加算的折衷主義（additive eclecticism）であるというものであった。つまり、折衷主義は「任意の方法あるいはすべての方法をランダムに適用」しようとするが、加算的折衷主義はさらに「異なる方法や学問や視点は、足し加えることで最良の全体的な知が提供される（多ければ多いほうがよい）」（ガミー 2012, 三〇八頁）という立場であるとする。そして、この考えは「部分の総和が全体となる」との還元主義的生物医学と基本的に同じ論理に支えられている点を見逃してはならないだろう。果たして人間は諸次元の総和として理解可能なのであろうか。

この加算的折衷主義であるとの批判は、ＢＰＳ-Ｓモデルに対しても同じように当てはまるのではないか。あるいはそのような加算的折衷主義への傾きをＢＰＳ-Ｓモデルもまた有しているのではないか。そして、ＢＰＳ-Ｓモデルが有するこの脆弱性を克服するためには、ＢＰＳ-Ｓモデルでは四つの次元がどのように関係するのか、あるいは統一的に説明されるのかが問われなければならない。以下では、この問題について論じたトゥルニエとフランクルを取り上げ、諸次元に展開された人間の生の次元がどのような関係にあるのかについて探求する。

2 生の統一性への探求

2．1 P．トゥルニエによる反論

(1) 人格医学について

トゥルニエ（1898–1986）はジュネーブ出身の医師であり、「人格医学（médicine de la personne）」の提唱者である。現在、彼の名前はわが国では広く知られているとはいえないが、一九七七年に来日し、東京や京都などいくつかの都市で講演を行っている。彼は、「本当の医療は、患者を分割することはできない。その人全体において捉えていかなければならない。肉体的、心理的、社会的、霊的側面など、全体でとらえなければならない」（トゥルニエ 1987，一七二頁）との立場から、人格医学を提唱した。こうしたトゥルニエの考えに関し、人格医学を「霊心身医学（médicine pneumo-psychosomatique）」と呼ぶべきではないかという提案を受けたのに対し、彼は以下のように反論している。

「私が反対したのは、人間をそのように三つの部分に分けて考える点でした。身体と心に分けただけでも問題なのに、その上、霊魂の部分を体と心に対立させ、これら三つの断片を統合しなければならないとするのは問題をさらに複雑にするばかりではないか。今日求められているのは、人間を分解することではなく、一つのものとして捉えることであるというのが私の論拠でした」(同、六八頁)。

この発言の中に、トゥルニエがなぜ人格医学を提唱したのか、その意図を明確に読み取ることができるだろう。彼は、人間の身体・心・霊・社会という次元を認めながらも、その統一性に着目すべきである点を強調したのである。つまり、ここでの彼の主張は、BPS-Sモデルが有する加算的折衷主義への傾きに対する一つの明確な批判ともなっている。

(2)　人格医学の方法論とその目指すもの

さて、そもそも医学は一定の方法論を有するとすれば、人格医学の方法論はどのようなものであろうか。この点については、トゥルニエ自身の思想的背景が大きくかかわっている。「私は、科学と信仰を私の医師としての職業の中で、一緒に組み合わせました。それが私の『人格医学』と呼んでいるものです」(赤星ら 1985, 二一頁) と述べるように、彼の人格医学はキリスト教信仰に基づいている。彼は、「毎朝一時間瞑想し、神の言葉に耳を傾ける」という自らの宗教的実践および信仰者どうしが互いの体験を語り合う対話法が、大きな治療的意味を持つことを見出した。これを臨床場面に取り入れたトゥルニエの対話法の特徴は、文字通り患者と医師が自らの体験を語り合うという点にある。医師が患者を説得するとか治療者という立場で患者に接するのではなく、トゥルニエはただ患者の話を聞き、必要に応じて自らの体験を語る。もちろん、臨床場面では信仰の話題は必ずしも必要ではない。

では、この対話法に基づく人格医学は具体的に何を目指すのか。彼は、「医療の第三の次元[人格医学]とは、患者がパーソンとなり、自分の責任を意識することができるよう助けることにあるといえましょう。(中略)自分が今かかっている病気で神が何を自分に求めておられるのかと自問するや否や、意味が出てくるからです[6]」(トゥルニエ 1987, 七六-七七頁、括弧は引用者による)と述べ、さらに、「人生の意味を見出さない人は、二重に苦しむことになります。苦しみ自体を苦しむのと同時に、それが不条理なのを苦しみます」(同、一二二頁)と指摘する。このように、トゥルニエは対話法により、その人が本来の人格《パーソン》となることを通じて、病気や人生の意味を見出すことを助けようとした。

2.2 V.フランクルの主張

(1) 身体的―心理的―精神的な統一体にして全体としての人間

医学において人間とは何かという問題を深く考察した人物として、フランクルを避けることはできない。彼は、人間が「心身の統一」ではなく、「身体的―心理的―精神的な統一体にして全体」"eine leiblich-seelisch-geistige Einheit und Ganzheit"（フランクル 2004b, 二二〇頁、Frankl 1984, p. 221）であると理解する。さらに、「これらの統一性と全体性そのものを建立し基礎づけ保証するものも、またもや人間の内なる精神的なもの、精神的人格（geistige Person）」（フランクル 2004b, 二二〇頁）であると述べる。

ＢＰＳ‐Ｓモデルとの関連において考えるなら、フランクルの主張には社会的要因が欠如しているように思われる。彼は人間や疾患理解において社会的要因を軽視していたのであろうか。この点に関してフランクルは以下のように述べている。「神経学と精神医学の二つの分野の教授としての私には、人間が生物学的、心理学的、社会学的な条件に、どれだけ支配された存在であるかがはっきりわかっている」（フランクル 1999, 六八頁）。よって、フランクルはＢＰＳモデルやＢＰＳ‐Ｓモデルそのものには――著者の知る限り――直接言及してはいないが、人間をＢＰＳ‐Ｓモデルと同じ四つの観点から理解していたことは明らかである。また後にも述べるように、彼の主張の特徴は人間の統一性とそれを可能にする精神的人格の重要性を強調した点にある。

フランクルが人間の精神（Geist, spirit）について論じる背景には、当時大きな影響を与えていたフロイトの精神分析学に対する強烈な批判があったことに改めて注意を払うべきであろう。人間はフロイトが主張するように本能あるいは性的な衝動に駆りたてられた存在なのではなく、自らの置かれた環境や本能あるいは衝動から距離を取り（自己距離化）、それらを対象化することができ（同、一四九頁）、また人生が問いかけてくる課題や人生の意味に応える（respond）という責任（responsibility）を有する、とフランクルは理解する。人生からの課題に応えたり人生の意味へと向かう精神の働きをフランクルは自己超越とも呼ぶ（同、一五五頁）。この自己距離化と自己超越の二つは、人間の精神のみが有する能力なのであり、精神療法としてのロゴセラピーはこの人間の能力を十分に発揮させることで治療を目指す（同、一四三頁）。つまり、フランクルはそれまでの精神医学（あるいは精神分析学）で忘れられていた「精神的なもの」を、精神医学の中に導入しようとしたのである（同、2002a, 一六頁）。そして、精神的なもの（実存）と心理的ならびに身体的な諸「事実（Faktum）」を明確に区別し（フランクル 2002a, 二〇頁）、精神の有する独自性とその特徴を強調した。

(2) 諸次元の統一と人格の問題

フランクルは、身体―心理―精神的統一性と全体性を建立し基礎づけ保証するものが精神的人格であると述べるが、彼はその「人格（Person）」をどのように理解するのであろうか。彼は、いくつかの論文(7)の中で、人格について以下のように述べる。つまり、人格は個人であり、分割できない。[8] そして、分割できないのは人格が統一体（Einheit）であるからだと述べる。また人格は合計することができない。それは人格が統一体だけではなく、全体（Ganzheit）でもあるからだと主張する。さらに人格は基本的に精神的なものであると考えるが、この点について、フランクルは哲学者のM.シェーラーに依拠し、人格を「いろいろな精神作用の担者《になって》であると同時にそれらの『中心』である」と理解する[9]（同、二一二頁）。

ところで、精神作用の中心である人格、あるいは精神的人格が、なぜ身体や心理の統一性と全体性をも基礎づけることができるのだろうか。この問いの立て方に対し、人間とはそもそも統一体であり、全体であることを事実として受け入れ、本来統一されている人間が、なぜ身体・心理・精神のような異なる存在様式で立ち現れてくるのかと問うこともできる。この問いに対する一つの答えが、フランクルの次元的人間論（dimensional anthropology）である。[10] 例えば比喩的に、人間を一つの円錐と考え、それを三次元空間から二次元の平面に投影すれば円や三角形という異なる像があらわれてくる。しかし、元は同じ一つの円錐である。身体（生物）・心理・社会・精神など、一人の人間が多元的に見えるのは、比喩的にはいくつかの平面への投影図から人間全体を理解しようとするためであると考えられる。つまり、人間とは、「多様性にもかかわらずの統一（unity in spite of multiplicity）」（Frankl 1988, p. 22）と理解される。

以上のような、トゥルニエやフランクルの考察を通じて、再度われわれはBPS-Sモデルの課題を考えたい。

3　BPS-Sモデルと精神的人格

3.1　BPS-Sモデルの問題点と医療の目的

　BPS-Sモデルは身体的・心理的・社会的次元だけではなく、スピリチュアルな次元も含めた全人的な人間理解ならびに病気や健康への理解を提供する。これにより、医学研究と臨床はより包括的な観点から行われるとされる（Sulmasy 2002）。先に見たように、BPS-Sモデルの支持者のいずれもが人間全体を理解する必要性を強調していた。だからこそ、彼らはスピリチュアルな次元が考慮されないBPSモデルに満足できなかった。しかし、身体（生物）・心理・社会・スピリットという四つの次元から人間全体を理解するとの立場をとるとき、それは「四つのすべての次元への関わりがなければ全人的な、あるいは十分な医療とはいえない」との理解に至る可能性を有するのではなかろうか。

　BPS-Sモデルに対する著者の最大の違和感あるいは疑問点はこの点にある。さらにこの点は、ガミーによるBPSモデルへの加算的折衷主義批判が意味するところでもある。トゥルニエやフランクルの考察を踏まえるなら、このBPS-Sモデルの問題点の根本は、四つの次元の存在論的差異や深み[11]が明確にされていない点にあるといえる。ＢＰＳ−Ｓモデルは、ＢＰＳモデルがそうであったように[12]、あくまでも臨床や研究の枠組みを提供するものである。つまり、ＢＰＳ−Ｓモデルは健康や病気を考える際の包括的なチェック項目やアプローチの方法を提供するとしても、それはより良い医療に至るための一つの「手段」として有益であるが、四つの項目を備えることがより良い医療の「目的」ではない。ＢＰＳ−Ｓモデルが論じられる際に、いつしか「手段」と「目的」が混同される。この誤謬を避けるには、そもそも「より良い医療」の内容が明確にされる必要がある。一体、より良い医療とは何か。「医療」が最終的に目指すものは何か。それは、端的に結論を先取りして言えば、患者の「精神的人格の癒し」といってよいのではないか。

　その癒しは、例えば循環器を専門とする一人の内科医が、狭窄した冠動脈を経皮的冠動脈形成術によって拡張し、胸痛や易疲労感を治すことで、これからの患者の人生に希望を与えることによっても可能であろう。あるいは希死念慮を訴え、人生に絶望した患者に対し、一人の精神科医が薬物療法や支持的精神療法によって抑うつ気分や不安を軽減するのみならず、患者の根底にある絶望、生きる意味の喪失にまで配慮して、苦悩の中でも人生の意味を見出すように援助することによっても可能であろう。

　こうした事例を通じて著者が主張したいのは、医師や臨床心理士、さらに例えば精神保健福祉士、チャプレン（あるいは臨床宗教師）などの多種職の専門家が共同で介入しなくても、癒しは可能であるという点である。このことは、ガミーが批判する加算的折衷主義への反例ともなる。

つまり、医療者にとっておそらくもっとも大切なことは、身体・心理・社会の根底にある人間の精神的人格への配慮なのである。より正しくは、患者が自らの人格への配慮を――意識的であれ無意識的であれ――求めているからこそ、医療はその患者のニーズに応えなければならないのではないか[13]。

3.2 精神的人格の苦痛と病気

「全人的苦痛」の考えでは、苦痛《ペイン》は身体的・心理的・社会的・スピリチュアルな苦痛から構成される。一方、BPS-Sモデルでは、例えばサルメイシーは、病気（sickness）を生物的、心理的、社会的、スピリチュアルなそれぞれの領域での「関係の乱れ」であると理解した。病気の意味が見いだせずにいることや超越者との関係の乱れは、スピリチュアルに病気の状態なのであると理解される。しかし、先に見たように心身の有機体と精神《スピリット》を明確に区別するフランクルは「病気になるのは、この心身的なものであって、精神ではありません」（フランクル 2000, 一一〇頁）と理解する。そして「精神的人格はこの病気によって単に『閉じ込められて』いるだけなのです」（同、一一一頁）と述べる。この主張の意義は以下の二点にあるといえる。一点目は、精神的《スピリチュアル》苦痛《ペイン》や絶望は病気ではないとの理解は、われわれの常識に大きな変更を迫る。例えば、特にがんなどの重い病気を患った際に、人間が生きる意味や病気の意味を求めるにもかかわらず、その意味が見いだせずに苦しんでいる状態はまさしく病的といえるのではないか。しかし、フランクルは「それ［苦痛］は神経症の症状であるよりも、むしろ人間的業績なのです」（フランクル 2004a, 一三頁。括弧は引用者による）と主張する。あるいは別の箇所で人間の絶望とは「一人の人間が精神的に成熟していることを示す証拠であって、心の病気の症状ではありません」（フランクル 1997, 六三頁）とも述べている。

精神的人格が病まないとの主張の意義の二点目は、医療者の倫理的態度に影響を与えることである。フランクルは精神科医の信条は以下のようであるべきだと述べる。すなわち、「精神的人格への無条件の信頼、『見えない』けれども破壊されることの無い精神的人格への『盲目的』信仰」である、と（フランクル 2000, 一一三–一一四頁）。精神病が心身的なものによるのではなく、人格の責任にあると考える者は、「『精神』病患者の人間性を否定する危険に陥る」とフランクルは指摘し、このことは「医師の倫理と矛盾してしまう」（同、一一〇頁）と考える。[14]

確かに、精神疾患によって、ある人が本能のままに行動し、社会的逸脱を示すことがある。通常われわれはそのような状態を（次章で論じるように）「人格水準の低下」と呼ぶこともある。だが、そのように見えるのは、「人格の働く場であり、また人格の表現の場」でもある有機体がひどく障害されることで「人格への通路が埋められてしまう」ためであるとフランクルは考える（同、一一三頁）。精神的人格は病まない。だからこそ、彼はどのような状況であれ、医療者は患者を尊厳ある人間として扱わなければならないと考えるのである。[15]

4　フランクルの精神的人格の検討

4.1　精神医学における人格概念

フランクルの人間観で議論を引き起こす可能性があるのは、精神的人格概念であろう。フランクルの精神的人格概念は、精神医学の人格概念とも現在の生命倫理学のパーソン論とも大きく隔たっているように思われる。

医学の中で人格の問題を論じてきたのはこれまで主として精神医学においてであった。例えば統合失調症の慢性期の状態を表す言葉として「人格水準の低下（Niveausenkung der Persönlichkeit）」がしばしば使われてきた。また、認知症においては人格変化が認められることがあるとされる。人格については例えば以下のように定義されている。「知・情・意の各側面を総合した個人の特徴をさし、身体・心理・社会のいずれの面においてもほかに置き換えられない個性 individuality としてあらわれる人となりのことである」（濱田 2009, 八五頁。傍点は引用者による）。このように、人格がわれわれによる観察可能な患者の状態に基づいて理解あるいは推測されている点に注目する必要がある。ところで、この人格は、精神医学で通常考えられているように低下あるいは変化するのであろうか。病むのであろうか。例えば、前頭側頭型認知症において、かつては穏やかで優しかった人が、それ以前とは異なり暴力的となったり、粗野な態度や行動をとることがある。こうした臨床所見、さらに前頭葉や側頭葉の萎縮あるいは血流低下などの画像所見により脳での障害を確認できれば、その「人格」の変化が脳の器質的障害によって生じたことは明らかであるように思われる。こうした考えが医学の主流となっている。しかし、フランクルが指摘するように、脳の器質的疾患によって、人格の通路が埋められたという解釈も一方では依然として可能ではなかろうか。[16] もちろん、この場合、精神的人格の実在性が前提とされている点に注意が必要である。

4．2　生命倫理学における人格概念（パーソン論）

生命倫理学におけるパーソン論では、人間の「生物学的生命」と「人格的生命」が区別される。[17] 例えば、エンゲルハートは後者について「自己意識を有する行為者、自己を統御しうる存在者」、「道徳的行為者」あるいは「自己意識を持つ理性的な行為者」であるとし（これを「厳密な意味での人格」とよぶ）、この定義に基づいて、脳死状態の患者や胎児には——生物学的生命は有するとしても——人格的生命があるとみなさい。よって、単に手段として利用することは許される。しかし、この論拠に基づけば、例えば幼児でさえも、厳密な人格を有しないがゆえに、医学研究への利用が許されることになる。この問題を解決するために、エンゲルハートは人格の「社会的意味」と「厳密な意味」を区別することを提案した。人格の社会的意味とは、「人格であるかのごとくして社会的役割を担わされた、人間の生物学的生命の事例」に対して用いられるとし、幼児が母子関係や親子関係において、厳密な意味で人格ではないにもかかわらず人格として扱われることをその一例として挙げている。しかし、いくら社会的意味を提示しようとも、自己意識をもたない患者、病気のために道徳的に正しく振舞えない患者の人格的生命は基本的に否定されている[18]。

このように、精神医学の人格概念と生命倫理学のパーソン論において共通しているのは、いずれも「観察可能な仕方で表現された」患者の意識や心的態度あるいは行為によって、人格の有無やその状態（水準）が判断されており、この点がフランクルの精神的人格概念と著しい対照をなす。

5　生物心理社会―スピリチュアルモデルの精神的人格概念を明確化する必要性

フランクルの人格論は、基本的にユダヤ‐キリスト教的思想を反映しており、それは古びた過去の実在論的で宗教的な精神的人格概念の一亜型であると批判することはたやすい。フランクルの主張する精神的人格はおそらくアプリオリに人間に与えられた特性として理解されている。こうした議論の仕方は科学的なそれとは相いれないであろう。しかし、身体・心理・社会・精神という次元を認めつつも、精神的人格の固有の価値と優位性を説く彼の人間観及びその信念は、功利的な観点から論じるならば、医療者の倫理観とも、また心身の条件を整えることで人格の通路を整えようとする科学的研究のモチベーションとも、対立や矛盾するものではなく、むしろそれらを強化する点を指摘したい。

また、実際の医学教育や医療現場では全人的苦痛について説明あるいは図解されるとき、全人的苦痛を中心とし、それを身体的（生物的）・心理的・社会的・スピリチュアルな苦痛という四つの苦痛が取り囲むような平面図として提示されることが多い[19]。しかし、そこでは諸次元の存在論的差異や深みが明らかにされていない。フランクルの人間観を踏まえるならば、われわれは決して四つの次元を並列に扱うことはできない。本稿での人間像を示そうとするなら、少なくとも三次元的なそれになろう。たとえば、身体・心理・社会という諸次元を支える次元として、あるいはそれらの次元の奥に、精神的次元を考えることができ、さらにその精神的次元の中心あるいはその奥に人格を想定することができるだろう。このように、われわれはフランクルの考察に基づき、BPS-Sモデルに人間の存在論的な深みを加味しようとする。BPS-Sモデルを受け入れながらも、精神的人格を重視した医療の具体的な在り方が今後さらに探求されるべきではなかろうか。精神的人格は「見えない」けれども破壊されることがなく、心身のいずれにも還元できない人間固有の次元であり、心身に対して距離をとることができ、人生の意味を求める働きを有し、倫理的には人間の尊厳の根拠となる領域である。精神的人格という次元の深みを明確に意識することにより、医療者は患者を尊厳ある人格とみなし、患者に対して倫理的に接するように促されることになる。そして、医療が——どの次元からのアプローチであれ——最終的に目指すものは、この精神的人格の癒しであると考えたい。この場合の「癒し」とは、病気やさまざまな苦痛に直面した人々が、かけがえのない自らの人生の価値に気づいたり、あるいは人生の意味を見出すことを通じて、人生に希望を見出すことであると言い換えることもできる。先に、サルメイシーの主張を引用したが、彼の述べる「死にゆく人にとっての癒し」は、すべての患者、さらにはすべての人間にとっても等しくあてはまるものとして理解されるべきである。

こうした考察は、われわれに biopsychosocial-spiritual model の「ハイフン（-）」に込められた意味を熟考させてくれる。ＢＰＳモデルにスピリチュアルな次元を導入する必要性を論じた研究者も何人かいたが、その表現の仕方は先に見たように必ずしも定まっていなかった。しかし、ＢＰＳ-Ｓモデルのハイフン（-）がその存在論的差異と深みを示唆すると解釈されるならば、われわれはこの表現と解釈を受け入れたい。すなわち、精神的人格は生物心理社会的次元の深みにあり、それらの次元を対象化し、距離を取りつつも、それらの次元を基礎づけ統一するのだ、と。

謝辞　本研究の一部はＪＳＰＳ研究費15Ｋ01513の助成を受けて行われた。

注

（1）本論では「次元」という表現が多用されるが、それは「領域」「側面」などと言い換えることも可能である（Engel 1992 参照）。本論で重要な位置を占めるフランクルは人間の多様性と統一性を理解するために「次元的人間論」を主張したが、そこで「次元的」という表現が用いられるのは幾何学的な比喩を用いたことに由来している。

（2）ガミーはBPSモデルの提唱者は複数であるとし、以下のように指摘する。「フランクルが最初にBPS概念を定式化したとみなすべきであり、次にロマーノが続き、さらにその次にグリンカーがそれを最も明確に論述したと考えるべきなのであろう。エンゲルがBPSモデルの単独の創作者であるとするのは、いかなる意味でも正しくない」（ガミー 2012, xx）。

（3）本論では「生物的」あるいは「身体的」という表現が使用されるが、これは元の英語論文での bio または biological と、somatic に対応している。BPSモデルやBPS-Sモデルの議論においては、例えば哲学的身体論におけるように、「身体」という表現に「生物」と異なる特別な意味づけはなされていない。よって本論では生物的と身体的という表現は同義語として使用される。

（4）ハイアットの論文では近代医学が台頭するまでの医学がすでにBPS-Sモデルと同じ多元的理解を示していたと読めるかもしれないが、過去の医学ではそうした諸次元の病気への影響はむしろ、宗教的、呪術的、肉体的（自然的）な仕方で、概念的にも実践的にも重なり合いながら、未分化な形で理解されていたといえる（ティリッヒ 2009, 二〇頁）。しかし、生物医学の進展を経た後に提示されたBPS-Sモデルは、病気の生物学的メカニズムと他の諸次元との関係を鋭く研究者に問いかけるものであり、呪術的要素は排除されている。また本論でのサルメイシーの主張の中にもあるように、スピリチュアルな次元も過去の宗教的な概念とは重なる部分はあるものの宗教的な意味とは明確に区別されている。

（5）ここでの human as person は、サルメイシーのこの論文を読む限り、本論で後に論じるような「精神的人格」を指しているというよりも、むしろ生物的・心理的・社会的・スピリチュアルな「人間全体」という意味に近い。

（6）「パーソンとなる」という表現に関し、トゥルニエは霊的次元の説明の中で以下のように述べている。つまり、霊的次元とは、つきつめると「関係の次元」であるとし、「それは周囲の人たちとの関係、自然との関係、神との関係などといった関係を求めるところに表れてくると思います。（中略）こうした関係における相手との関わりあい、これが、私たちを一人のパーソンにしてくれるものなのです」（トゥルニエ 1987, 六九頁）。

（7）以下の論文を参照。「人格についての十命題」（フランクル 2002b, 一五八－一七六頁に収録）および「精神的無意識」（フランクル 2002a, 一五－三二頁に収録）。

（8）個人（Individuum）はラテン語の原義では「分ける（divido）ことのできない（in）もの」を意味する（フランクル 2002b, 二〇五頁の訳注より）。

（9）シェーラーの以下の論述も参照。「精神とは、それ自身は対象となりえない唯一の存在である。精神は純然たる作用性であって、おのれの存在をおのれの諸作用の自由な遂行のうちにのみ有する。精神の中心は人格であり、それは対象的存在でも事物的存在でもなくて、たえず自己実現を遂行するところの、諸作用の秩序構造にほかならない」（シェーラー 2012, 五九頁）。

（10）次元的人間論に関する詳細は「科学の多元論と人間の統一性」（フランクル 2002b, 二〇七－二三〇頁に収録）を参照。また（Frankl 1988, pp. 22–26）および（杉岡 2014, 二二四－二二八頁）を参照。

（11）「深み」とは精神的次元が――われわれがそれについて十分に反省し意識することができないがゆえに――無意識的でもあり、また諸次元を包括する次元であることを意味している（フランクル 2002a, 二八頁）。以下も参照（Frankl 1988, p. 26）。

（12）エンゲルはBPSモデルについて、それが「一つの疾患モデル（a model of disease）」であると述べている（Engel 1977）。

（13）この点で、いわゆる最先端の医療からは程遠いマザー・テレサによるカルカッタでの活動を思い起こすことは重要であろう。そこで行われていたのは、病む人、誰からも必要とされない人、社会的にほとんど無視されていた人たちなどを、様々な専門家が包括的に治療するのではなく、その人の存在をすべて認め、受け入れ、病む人をケアすることではなかったか。そして彼女を支えていたのは、そうした苦しむ人に仕えることは、キリストそのものに仕えることであるとの強い信念であった。彼女は次のように書いている。「病人や貧しい人のお世話をする時、私たちはキリストの苦しんでいる体のお世話をしているのです。世界中のどこであれ、貧しい人々は、苦しんでいるキリストご自身なのです」（ホセルイス 2000, 六三頁）。こうした実践は、非宗教的な表現では、フランクルが言うところの精神的人格への奉仕であるともいえよう。

（14）日本医師会の「医の倫理綱領」（二〇〇〇年四月採択）にも「医師は医療を受ける人々の人格を尊重」すべきことが明記されている（日本医師会ホームページより）。アクセス日　二〇一八年四月二〇日
https://www.med.or.jp/doctor/member/000967.html

（15）フランクルは別の個所で以下のように説明する。「有機体は人格が目的を達成するための手段」なのであり、この意味で有機体は「利用価値」をもつ。この対極にある価値が「尊厳」であり、「尊厳はただ人格にのみ具わっている」のである（フランクル 2002b, 一六一頁）。

（16）フランクルは、身体的なものが心理的—精神的なものの「原因」ではなく、身体的なものは心理的—精神的なものが表現される「条件」であると考える（フランクル 2000, 一〇五頁）。脳と精神に関する議論はベルクソンも取り上げた問題であり（ベルクソン 1995）、脳を「条件」と考える点では、フランクルもベルクソンも同じ立場に立っているといえる。

（17）以下のパーソン論は、次の論文による（エンゲルハート 1998, 三二頁）。

(18) 脳死状態の患者に関して、エンゲルハートは以下のように述べる。「人格であるための必要条件の一つは、固有の仕方で外にあらわれた感覚能力なのであるから、それが外にあらわれなくなった時に人格は死ぬものと考えるわけである」(エンゲルハート 1998, 二四頁)。

(19) 例えば、ほとんどの医学生の国家試験対策に、また内科専門医対策にも利用される『イヤーノート 2018』にもこの図解が示されている(岡庭 2017, N30)。

引用文献・参考文献

Engel, G. (1977) The Need for a New Medical Model: A Challenge for Biomedicine, *Science* 196, 129–136.

Engel, G. (1992) How much longer must medicine's science be bound by a seventeenth century world view? *Psychotherapy and Psychosomatics* 57 (1–2), 3–16.

Hiatt, J. F. (1986) Spirituality, Medicine, and Healing, *Southern Medical Journal* 79, No. 6, 736–743.

Frankl, V. (1984) *Der leidende Mensch: Anthropologische Grundlagen der Psychotherapie*. Zweite erweiterte Auflage, Verlag Hans Huber.

Frankl, V. (1988) *The Will to Meaning: Foundations and Applications of Logotherapy*, Meridian Book.

King, D. E. (2000) *Faith, Spirituality, and Medicine: Toward the Making of the Healing Practitioner*, Haworth Pastoral Press.

Kuhn, C. (1988) A Spiritual Inventory of the Medically Ill Patient, *Psychiatric Medicine* 6, 87–89.

Matteliano, D., St. Marie, B. J., Oliver, J., Coggins, C. (2014) Adherence Monitoring with Chronic Opioid Therapy for Persistent Pain: a Biopsychosocial-Spiritual Approach to Mitigate Risk, *Pain Management Nursing* 15(1), 391–405.

Mckee, D. and Chappel, J. (1996) "Spirituality and Medical Practice," *The Journal of Family Practice* 35, No. 2, 201–208.

Saad, M., de Medeiros, R., Mosini, A. C. (2017) Are We Ready for a True Biopsychosocial-Spiritual Model? The Many Meanings of 'Spiritual,' *Medicines* (*Basel*) 4(4), 79.
Sulmasy, D. (2002) A Biopsychosocial-Spiritual Model for the Care of Patients at the End of Life, *Gerontologist* 42 Spec No. 3, 24–33.
White, K. L., Williams, T. F., Greenberg, B. G. (1996) The Ecology of Medical Care, *Bulletin of the New York Academy of Medicine*, 77, 187–212.
赤星進ら（1985）『トゥルニエとの出会い　神学と精神医学の問　第3集』聖文舎
エンゲルハート　H. T.（1988）「医学における人格の概念」エンゲルハート　H. T.、ヨナス　H. ほか著『バイオエシックスの基礎』加藤尚武・飯田亘之編、東海大学出版会
ガミー　N.（2012）『現代精神医学のゆくえ——バイオサイコソーシャル折衷主義からの脱却』山岸洋・和田央・村井俊哉訳、みすず書房
岡庭豊編集（2017）『イヤーノート2018　内科・外科編』（27版）メディックメディア
シェーラー　M.（2012）『宇宙における人間の地位』亀井裕・山本達訳、白水社
杉岡良彦（2014）『哲学としての医学概論——方法論・人間観・スピリチュアリティ』春秋社
濱田秀伯（2009）『精神症候学』弘文堂
フランクル　V. E.（1997）『宿命を超えて、自己を超えて』山田邦男・松田美佳訳、春秋社
フランクル　V. E.（1999）『〈生きる意味〉を求めて』諸富祥彦監訳、春秋社
フランクル　V. E.（2000）『制約されざる人間』山田邦男監訳、春秋社
フランクル　V. E.（2002a）『識られざる神』佐野利勝・木村敏訳、みすず書房
フランクル　V. E.（2002b）『意味への意志』山田邦男監訳、春秋社
フランクル　V. E.（2004a）『意味による癒し』山田邦男監訳、春秋社
フランクル　V. E.（2004b）『苦悩する人間』山田邦男・松田美佳訳、春秋社

ベルクソン　H．（1995）『物質と記憶』田島節夫訳、白水社
ホセルイス・ゴンザレス－バラド編集（2000）『マザー・テレサ愛と祈りのことば』渡辺和子訳、ＰＨＰ研究所
ティリッヒ　P．（2009）『宗教と心理学の対話』相澤一訳、教文館
トゥルニエ　P．（1987）『人生を変えるもの』山口實訳、ヨルダン社

ナ行

ハ行

マ行

ヤ行

ラ行

欧文

サ行

タ行

事項索引

ア行

カ行

人名索引

ア行

カ行

サ行

タ行

ナ行

ハ行

マ行

ワ行

著者略歴

杉岡良彦 *Yoshihiko Sugioka*

1966年生まれ。1990年、京都大学農学部卒業（農学原論講座）。1998年、京都府立医科大学卒業。精神神経科研修医を経て、2004年、東海大学大学院医学研究科博士課程環境生態系専攻修了（がんの細胞内シグナル伝達に関する予防医学的研究を行う。International Journal of Cancer, 2004）。旭川医科大学医学部医学科健康科学講座講師を経て、現在、上野病院診療部に勤務。医師、博士（医学）、精神保険指定医。

著書に『哲学としての医学概論　方法論・人間観・スピリチュアリティ』（春秋社、2014年）ほか。訳書にコーニック『スピリチュアリティは健康をもたらすか』（医学書院、2009年）、マクグラス『「自然」を神学する』（共訳、教文館、2011年）ほか。論文に Integrative Medicine and Dimensional Anthropology, *Journal of Philosophy and Ethics in Health Care and Medicine*. No. 5, pp. 112-130, 2011ほか多数。2015年、日本医学哲学倫理学会学会賞、湯浅泰雄著作賞受賞。

医学とはどのような学問か

医学概論・医学哲学講義

2019年10月25日　初版第１刷発行
2023年５月30日　初版第２刷発行

著者――――杉岡良彦
発行者―――小林公二
発行所―――株式会社 **春秋社**
〒101-0021 東京都千代田区外神田2-18-6
電話 03-3255-9611
振替 00180-6-24861
https://www.shunjusha.co.jp/
印刷――――株式会社 太平印刷社
製本――――ナショナル製本 協同組合
装丁――――伊藤滋章

ISBN 978-4-393-32383-0
Printed in Japan
定価はカバー等に表示してあります

杉岡良彦

哲学としての医学概論

——方法論・人間観・スピリチュアリティ

冷徹な科学的思考と生の意味を問う人間哲学が激突する医療の現場。分子生物学やフランクルから近藤誠のがんもどき理論までを論じつつ、医師のあるべき思想的立脚点を探る。

3500円

◆価格は税別。